Morrendo pela boca

OS VILÕES DA ALIMENTAÇÃO MODERNA

Editora Appris Ltda.
1.ª Edição - Copyright© 2023 dos autores
Direitos de Edição Reservados à Editora Appris Ltda.

Nenhuma parte desta obra poderá ser utilizada indevidamente, sem estar de acordo com a Lei nº 9.610/98. Se incorreções forem encontradas, serão de exclusiva responsabilidade de seus organizadores. Foi realizado o Depósito Legal na Fundação Biblioteca Nacional, de acordo com as Leis nºs 10.994, de 14/12/2004, e 12.192, de 14/01/2010.

Catalogação na Fonte
Elaborado por: Josefina A. S. Guedes
Bibliotecária CRB 9/870

L732m
2023
	Lima, Emersom Silva
	   Morrendo pela boca : os vilões da alimentação moderna /
	Emersom Silva Lima. – 1. ed. – Curitiba : Appris, 2023.
	   103 p. ; 21 cm.
	
	   ISBN 978-65-250-4831-4
	
	   1. Alimentos – Toxicologia. 2. Doenças induzidas pela nutrição.
	3. Sal. 4. Açúcar. 5. Gorduras. I. Título.
	
	                                                                     CDD – 363.192

Livro de acordo com a normalização técnica da ABNT

Appris editora

Editora e Livraria Appris Ltda.
Av. Manoel Ribas, 2265 – Mercês
Curitiba/PR – CEP: 80810-002
Tel. (41) 3156 - 4731
www.editoraappris.com.br

Printed in Brazil
Impresso no Brasil

EMERSOM SILVA LIMA

Morrendo pela boca

OS VILÕES DA ALIMENTAÇÃO MODERNA

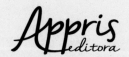

FICHA TÉCNICA

EDITORIAL	Augusto Vidal de Andrade Coelho
	Sara C. de Andrade Coelho
COMITÊ EDITORIAL	Marli Caetano
	Andréa Barbosa Gouveia (UFPR)
	Jacques de Lima Ferreira (UP)
	Marilda Aparecida Behrens (PUCPR)
	Ana El Achkar (UNIVERSO/RJ)
	Conrado Moreira Mendes (PUC-MG)
	Eliete Correia dos Santos (UEPB)
	Fabiano Santos (UERJ/IESP)
	Francinete Fernandes de Sousa (UEPB)
	Francisco Carlos Duarte (PUCPR)
	Francisco de Assis (Fiam-Faam, SP, Brasil)
	Juliana Reichert Assunção Tonelli (UEL)
	Maria Aparecida Barbosa (USP)
	Maria Helena Zamora (PUC-Rio)
	Maria Margarida de Andrade (Umack)
	Roque Ismael da Costa Güllich (UFFS)
	Toni Reis (UFPR)
	Valdomiro de Oliveira (UFPR)
	Valério Brusamolin (IFPR)
SUPERVISOR DA PRODUÇÃO	Renata Cristina Lopes Miccelli
ASSESSORIA E PRODUÇÃO EDITORIAL	Daniela Nazario
REVISÃO	Daniela Nazario
DIAGRAMAÇÃO	Bruno Ferreira Nascimento
CAPA	Lívia Costa

Sumário

O Sal 7

O açúcar 19

O leite 31

O glúten 45

Soja e derivados 53

Gorduras trans 61

Metais pesados 69

Hormônios 77

Nitritos/nitratos 83

Aflatoxinas 87

Agrotóxicos 93

Considerações finais 101

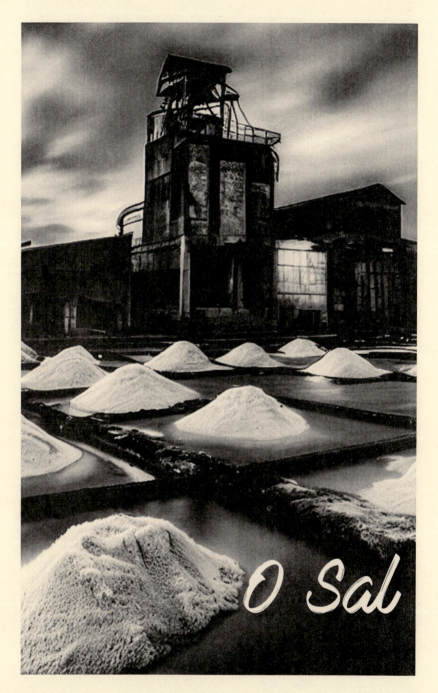

HISTÓRIA DO SAL

O sal é uma das substâncias mais importantes na história da humanidade. Desde a Antiguidade, o sal tem sido utilizado para conservar alimentos, curar doenças e até mesmo como moeda de troca. A primeira evidência do uso do sal pelos seres humanos é de cerca de 8.000 anos, quando os antigos habitantes da região que hoje é a Romênia começaram a ferver água salgada para produzir sal.

Com o passar dos anos, o sal tornou-se uma *commodity* valiosa em todo o mundo, sendo comercializado por rotas terrestres e marítimas. Na China, por exemplo, o sal era considerado uma mercadoria tão valiosa que o Império chinês chegou a impor um imposto sobre o seu comércio. Na Europa, a rota do sal tornou-se uma das principais rotas comerciais, com cidades como Veneza, na Itália, e Lübeck, na Alemanha, como importantes centros de comércio de sal.

O sal também tem um papel muito importante na história da alimentação humana, tendo sido utilizado como moeda de troca em diversas sociedades antigas. Na época romana, por exemplo, os soldados recebiam um pagamento conhecido como "salarium argentum", que consistia em uma porção de sal. Vem daí a origem da palavra "salário". Na África Ocidental, o sal também era utilizado como moeda, sendo trocado por ouro e outros bens.

Além de ser utilizado para conservar alimentos, o sal é um importante tempero, sendo usado em muitas receitas em todo o mundo. Na Grécia Antiga, por exemplo, o sal era misturado com ervas e especiarias para criar um tempero conhecido como "garum". Na Índia, o sal é utilizado na preparação do "chutney", um condimento picante que acompanha muitas comidas indianas.

No século XIX, com a Revolução Industrial, a produção de sal tornou-se ainda mais eficiente, permitindo que o sal ficasse mais acessível para as pessoas comuns. Hoje em dia, ele é produzido em grande escala em todo o mundo, com a China e os Estados Unidos sendo os maiores produtores mundiais.

Em resumo, a história do sal é longa e fascinante e sua importância é inegável. Desde a antiguidade até os dias atuais, ele tem sido utilizado para conservar alimentos, curar doenças e como um tempero importante na culinária. Embora seja uma substância valiosa, o consumo excessivo acaba gerando problemas de saúde, por isso deve ser usado com moderação.

CONSUMO MUNDIAL DE SAL

O sal é um dos ingredientes mais utilizados na culinária em todo o mundo e o seu mercado é vasto e diverso. De acordo com um relatório divulgado pela empresa de pesquisa de mercado Imarc Group em 2020, o mercado global de sal atingiu o valor de US$ 16,5 bilhões em 2019, com uma taxa de crescimento anual de 2,7% entre 2014 e 2019. Estima-se que o mercado continuará a crescer nos próximos anos, impulsionado pelo aumento da demanda em setores como alimentos processados, conservas de carne e peixe, produtos lácteos e bebidas.

Quanto ao consumo per capita de sal em todo o mundo, os números variam de país para país. Segundo a Organização Mundial da Saúde (OMS), a ingestão diária recomendada de sal é de no máximo 5 gramas por dia. No entanto muitos países ultrapassam essa recomendação, com uma ingestão média de sal que chega a até duas ou três vezes esse valor.

Um estudo publicado em 2020 pela revista científica *The Lancet Global Health* revelou que a população de países como China, Índia e Indonésia consomem cerca de 10 gramas de sal por dia em média, o que é mais do que o dobro da ingestão diária recomendada. Em contrapartida, países como Portugal e França apresentam um consumo per capita de sal mais baixo, de cerca de 7 a 8 gramas por dia. No Brasil, o consumo per capita de sal é considerado elevado segundo a recomendação da Organização Mundial da Saúde (OMS). De acordo com dados do Ministério da Saúde, o brasileiro consome em média 12 gramas de sal por dia.

O alto consumo de sal acaba levando a problemas de saúde, como hipertensão arterial, doenças cardiovasculares e renais, e aumentar o risco de acidente vascular cerebral. Por isso muitos governos e organizações de saúde em todo o mundo têm promovido campanhas de conscientização sobre os riscos do consumo excessivo e incentivado a sua redução.

COMO O SAL É PRODUZIDO

A produção de sal tem sido uma atividade humana há milhares de anos. Existem diferentes métodos para sua produção, mas o processo básico consiste em evaporar a água salgada para extraí-lo. O sal pode ser encontrado naturalmente em depósitos subterrâneos ou em lagos salgados, mas a maioria comercial é produzida a partir da água do mar.

A primeira etapa da produção de sal é a coleta da água salgada. A água do mar é coletada em piscinas rasas, onde é deixada para evaporar ao sol e ao vento. Conforme a água evapora, o sal concentra-se e começa a cristalizar em sua superfície. Esses cristais são recolhidos e lavados para remover impurezas como areia e algas.

Dependendo do método utilizado, o sal é ainda mais refinado para remover quaisquer impurezas restantes. O sal refinado é triturado para obter diferentes tamanhos de grânulos dependendo do uso pretendido. O sal grosso, por exemplo, é usado principalmente para cozinhar e temperar alimentos, enquanto o sal fino é frequentemente usado em produtos de panificação e outros alimentos processados.

Após o processo de produção e refinamento, o sal é embalado e enviado para distribuidores e supermercados em todo o mundo, sendo vendido em diferentes formatos, como pacotes, potes ou sachês, iodado ou não. O sal iodado contém iodo, um nutriente importante que ajuda a prevenir a deficiência desse micronutriente, que pode acarretar problemas de saúde, como bócio e retardo mental.

Em resumo, a produção de sal envolve a coleta de água salgada, sua evaporação para extraí-lo e refinamento adicional para remover impurezas. Então o sal refinado é embalado e distribuído para uso em todo o mundo. Embora seja uma atividade antiga, sua produção continua a ser uma indústria importante em muitos países e é essencial para a culinária mundial.

QUAL A FUNÇÃO DO SAL NOS ALIMENTOS?

O sal é um ingrediente comum na culinária e desempenha diversas funções na preparação de alimentos. Ele não apenas realça o sabor como também ajuda a preservar, cozinhar e texturizar a comida. Uma das principais funções do sal na culinária é realçar o sabor dos alimentos, sendo capaz de acentuar e equilibrar os sabores naturais em uma receita, realçando-os e dando um toque final à preparação. E ele ajuda, ainda, a mascarar sabores desagradáveis de um ingrediente.

Outra função importante do sal é a preservação de alimentos. Por ser um conservante natural, ele inibe o crescimento de bactérias e outros micro-organismos que causam sua deterioração. Alimentos como carnes, peixes e queijos são frequentemente curados ou salgados para prolongar sua vida útil e preservar seu sabor e textura. Além disso, o sal é frequentemente utilizado para auxiliar no cozimento dos alimentos. Adicionar sal na água fervente antes de cozinhar legumes ou massa ajuda a amaciar os alimentos e a acelerar o processo de cozimento. O sal também é usado para melhorar a textura dos alimentos, como em receitas de pães e massas.

PRINCIPAIS ALIMENTOS QUE CONTÊM SAL EM EXCESSO

Infelizmente, muitos alimentos modernos contêm altos níveis de sal, seja por adição desse componente na fabricação ou devido ao elevado teor de sódio em ingredientes como queijos, carnes processadas e molhos.

Entre os alimentos que contêm altos níveis de sal estão as carnes processadas, como bacon, salsichas e presunto, que geralmente são curadas com esse ingrediente e outros conservantes. Esses alimentos são frequentemente usados no café da manhã ou em sanduíches e contribuem significativamente para o consumo diário de sal.

Os queijos também são uma fonte significativa desse elemento na dieta moderna, especialmente queijos processados e salgados. Queijos como o parmesão e o roquefort contêm altos níveis de sal naturalmente, já em outros ele é adicionado quando da fabricação deles.

Os alimentos enlatados também são conhecidos por conter altos níveis de sal para ajudar em sua conservação. Isso inclui vegetais enlatados, como milho e ervilhas, e sopas e molhos enlatados, que muitas vezes são embalados com aditivos de sódio para melhorar o sabor e prolongar a vida útil.

Os *fast foods* e comidas prontas para consumo, como pizzas congeladas e hambúrgueres, são outras fontes significativas de sal na dieta moderna. Esses alimentos são frequentemente ricos em sódio e outros aditivos para melhorar o sabor e a textura. Por fim, molhos como ketchup, mostarda e de soja também contêm altos níveis de sal. Embora sejam geralmente consumidos em pequenas quantidades, o consumo regular desses molhos acaba contribuindo significativamente para o excesso do consumo de sal.

Em resumo, muitos alimentos modernos contêm altos níveis de sódio, incluindo carnes processadas, queijos, alimentos enlatados, *fast foods* e molhos. É importante estar ciente do teor de sal presente no que ingerimos e limitar o consumo desse tipo de alimento para reduzir o consumo excessivo de sal na dieta.

TIPOS DE SAL DISPONÍVEIS COMERCIALMENTE

São diversos os tipos de sal utilizados na culinária e na indústria alimentícia, como o sal de cozinha, o sal grosso, o sal marinho, o sal rosa do Himalaia, o sal defumado e o sal negro do Havaí. Cada um deles têm características únicas em termos de sabor, textura e uso, e cabe ao cozinheiro escolher o mais adequado para cada preparo.

Enquanto o sal de cozinha é o mais comum, o sal marinho e o sal rosa do Himalaia são considerados mais saudáveis devido à menor quantidade de aditivos químicos. Por sua vez, o sal defumado e o sal negro do Havaí são usados para dar um sabor diferenciado às comidas. O quadro a seguir resume as principais características dos tipos de sal comercialmente disponíveis.

Quadro 1: Tipos de sal de cozinha comercialmente disponíveis e suas principais características

Tipo	Características
Sal de cozinha	Também conhecido como sal comum, é o tipo mais utilizado na culinária. É composto principalmente por cloreto de sódio, podendo ser refinado ou não.
Sal grosso	É um tipo de sal não refinado, composto por cristais maiores do que o sal de cozinha. É muito utilizado para salgar carnes antes do preparo.
Sal marinho	É um sal não refinado extraído diretamente da água do mar. É considerado mais saudável do que o sal refinado, pois tem uma quantidade menor de aditivos químicos.
Sal rosa do Himalaia	É um sal extraído das minas de sal do Himalaia, região que abrange o Paquistão, a Índia, a China e o Nepal. Possui uma cor rosa característica devido à presença de minerais como ferro e magnésio, e é considerado mais saudável do que o sal de cozinha.
Sal defumado	É um tipo de sal que passa por um processo de defumação, o que confere um sabor defumado à comida. É encontrado em diferentes variedades, como sal defumado de madeira de carvalho ou sal defumado de madeira de cerejeira.
Sal negro do Havaí	É um sal originário do Havaí, que possui uma cor negra devido à presença de carvão ativado em sua composição. Possui um sabor suave e é muito utilizado como tempero em pratos de frutos do mar.
Flor de sal	A flor de sal é considerada um tipo de sal *gourmet* por sua textura delicada e seu sabor suave, e é geralmente utilizada como tempero em pratos especiais, como peixes, saladas e carnes grelhadas.

Fonte: próprio do autor

PRINCIPAIS MALEFÍCIOS DO SAL PARA A SAÚDE

O sal é um mineral essencial para o nosso organismo, mas quando consumido em excesso acaba trazendo diversos malefícios para a saúde. Seu consumo excessivo está associado a uma série de doenças crônicas, como hipertensão arterial, doenças cardiovasculares, acidente vascular cerebral, doença renal crônica e osteoporose.

Uma das principais preocupações em relação ao consumo demasiado de sal é a sua relação com a hipertensão arterial. O excesso aumenta a pressão arterial, o que sobrecarrega o coração e causa danos aos vasos sanguíneos. A hipertensão arterial é um fator de risco para doenças cardiovasculares, como doenças coronarianas e acidente vascular cerebral (AVC). Uma pesquisa publicada na revista *Circulation* corrobora essas elucidações e sugere que reduzir a ingestão de sal é uma estratégia eficaz para prevenir a hipertensão arterial e suas complicações.

Outro estudo, publicado no *European Heart Journal*, também encontrou uma associação entre o consumo elevado de sal e o aumento do risco de doenças cardiovasculares. Os autores observaram que mesmo em indivíduos que não tinham hipertensão arterial, o consumo em excesso estava associado a um risco maior de se desenvolver doenças cardiovasculares e sugeriram que diminuir a ingestão de sal ajuda a prevenir tais doenças.

Além disso, o consumo excessivo desse mineral acaba levando a problemas renais inclusive em indivíduos saudáveis. A ingestão elevada pode danificar os rins e causar doenças renais crônicas, como a nefrite intersticial e a formação de cálculos renais.

Em um estudo publicado no *Journal of the American Society of Nephrology* sobre esse assunto, os pesquisadores acompanharam um grupo de adultos saudáveis por um período de sete anos e descobriram que aqueles que consumiam mais sal tiveram um risco aumentado de desenvolver doença renal crônica.

Outra pesquisa, publicada no *American Journal of Kidney Diseases*, examinou o efeito do consumo de sal na saúde renal em pacientes com doença renal crônica. Os autores descobriram que a redução da ingestão de sal ajuda a retardar a progressão da doença, sendo uma parte importante no tratamento de pacientes renais crônicos.

Outro efeito negativo do consumo excessivo de sal é a perda óssea, que pode levar à osteoporose, uma doença que enfraquece os ossos e aumenta o risco de fraturas. Isso acontece porque com o consumo em excesso há mais excreção de cálcio pela urina.

E alguns estudos mostram, ainda, que o consumo exagerado eleva o risco de câncer gástrico, possivelmente devido aos efeitos desse condimento na mucosa gástrica e sua relação com a bactéria *Helicobacter pylori*.

Todos esses estudos fornecem evidências consistentes de que o uso excessivo de sal pode ter um impacto significativo na saúde renal e cardiovascular. Embora cada indivíduo seja único e deva consultar um profissional para obter orientação específica sobre sua dieta, essas descobertas destacam a importância de limitar a ingestão de sal para prevenir doenças crônicas e melhorar a saúde em geral.

Resumidamente, o consumo excessivo de sal traz diversos malefícios para a saúde, como hipertensão arterial, doenças cardiovasculares, doença renal crônica, osteoporose e câncer gástrico. É importante limitar o consumo e escolher alimentos com baixo teor de sódio para prevenir esses e outros problemas no organismo.

DICAS PARA REDUZIR O CONSUMO DE SAL

Como já foi dito, diminuir o consumo de sal é muito importante para prevenir o desenvolvimento de doenças cardiovasculares e renais, além de contribuir para uma alimentação mais saudável. A seguir, algumas dicas para ajudar a reduzir o consumo no dia a dia:

1. Cozinhe mais em casa: ao cozinhar em casa você tem mais controle sobre a quantidade de sal adicionada aos alimentos. Experimente usar menos sal do que de costume e substituí-lo por ervas e especiarias para dar sabor aos pratos.

2. Leia os rótulos dos alimentos: muitos alimentos industrializados contêm uma grande quantidade de sódio, incluindo aqueles que não têm sabor salgado. Verifique os rótulos e opte por produtos com baixo teor de sódio.

3. Reduza o consumo de alimentos processados: esse tipo de alimento, como salgadinhos e *fast foods*, são ricos em sódio e contribuem para o excesso de consumo de sal. Evite comer esses alimentos e escolher opções mais saudáveis.

4. Use suco de limão ou vinagre: em vez de usar sal para dar sabor às saladas, experimente adicionar suco de limão ou vinagre. Além de serem opções mais saudáveis, eles também adicionam um toque de acidez aos alimentos.

5. Evite adicionar sal à comida já pronta: muitas pessoas têm esse hábito, mas isso acaba aumentando ainda mais o consumo diário. Tente não acrescentar ou, pelo menos, reduzir a quantidade adicionada à mesa.

6. Tenha cuidado com os condimentos: muitos deles, como *ketchup*, mostarda e molhos para salada, são ricos em sódio. Opte por versões caseiras ou com baixo teor de sódio.

Seguindo essas dicas simples é possível reduzir o consumo de sal e manter uma alimentação mais saudável. Lembre-se de que pequenas mudanças no hábito alimentar fazem uma grande diferença na saúde em longo prazo.

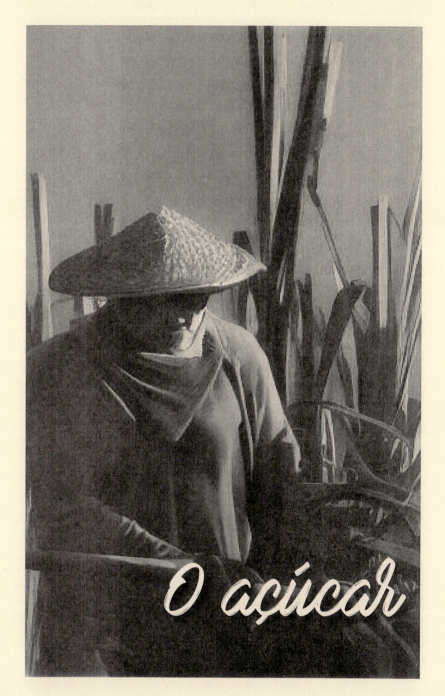

HISTÓRIA DO AÇÚCAR

O açúcar é uma substância doce encontrada em muitos alimentos e bebidas. Sua história remonta há cerca de 8000 a.C., quando as tribos do sul da Ásia começaram a cultivar a cana-de-açúcar. Inicialmente, o açúcar era usado como um remédio para feridas, mas logo se tornou um produto amplamente comercializado.

Durante a Idade Média, o açúcar era um produto de luxo, encontrado apenas em mercados de especiarias na Europa. No entanto, durante o século XV, tornou-se mais disponível graças à exploração das Américas e do Caribe pelos europeus, que estabeleceram plantações de cana-de-açúcar em terras conquistadas, como Brasil e Caribe, para suprir a crescente demanda por açúcar.

Durante os séculos XVIII e XIX, a produção de açúcar aumentou significativamente à medida que as plantações expandiram-se e o açúcar tornou-se um produto acessível para a classe média. No entanto, o comércio de açúcar foi um dos pilares do comércio de escravos, que resultou em sofrimento e exploração de milhões de africanos escravizados.

No final do século XIX, a produção de açúcar expandiu-se para outros países, como Índia, Austrália e África do Sul. Hoje, o açúcar é produzido em todo o mundo e é amplamente usado na culinária e na indústria alimentícia.

MERCADO E CONSUMO DE AÇÚCAR NO MUNDO

De acordo com dados do Departamento de Agricultura dos Estados Unidos (USDA), a produção global de açúcar deve alcançar cerca de 183 milhões de toneladas na safra

2021/2022. O Brasil é o maior produtor mundial de açúcar, com uma produção prevista de cerca de 38 milhões de toneladas na safra atual.

Além disso, o comércio internacional de açúcar é significativo, com um volume de cerca de 64 milhões de toneladas em 2020, segundo a Organização das Nações Unidas para Agricultura e Alimentação (FAO). O Brasil também é o maior exportador mundial de açúcar, com um volume previsto de cerca de 28 milhões de toneladas na safra 2021/2022.

Em termos de consumo, a FAO estima que o consumo global de açúcar seja de cerca de 174 milhões de toneladas em 2020. No entanto há grandes diferenças em seu consumo, com países como a Índia e o Brasil apresentando um consumo per capita mais elevado do que países como a China e o Japão.

Seu consumo tem sido objeto de preocupação global devido aos efeitos negativos que o excesso pode trazer à saúde, ainda mais por vir aumentando ao longo dos anos, principalmente pela disponibilidade de alimentos processados e de bebidas açucaradas.

De acordo com a Organização Mundial da Saúde (OMS), o consumo diário de açúcares livres, que inclui açúcar adicionado a alimentos e bebidas, não deve exceder 10% da ingestão calórica total de uma pessoa. Além disso, a OMS recomenda que a ingestão diária de açúcares livres seja limitada a 5% da ingestão calórica total para benefícios adicionais à saúde.

No entanto muitos países ultrapassam essas recomendações. Nos Estados Unidos, por exemplo, o consumo médio de açúcar é de cerca de 126 gramas por dia, quase três vezes mais do que a recomendação da OMS. No México, o consumo é ainda mais alto, com cerca de 143 gramas por dia. No Brasil, segundo dados do Ministério da Saúde, em 2018, o consumo médio de açúcar adicionado pela população brasileira foi de 73 gramas por dia, o que equivale a quase 18 colheres de chá. Essa quantidade supera muito o limite máximo de consumo recomendado pela OMS, que é de 50 gramas por dia.

BIOQUIMICAMENTE, O QUE É O AÇÚCAR.

Os carboidratos são uma das principais fontes de energia dos alimentos e estão presentes em muitos dos que consumimos diariamente. Existem vários tipos de carboidratos, cada um com sua própria estrutura química e função no corpo. Os carboidratos simples são compostos por uma ou duas moléculas de açúcar e são rapidamente absorvidos pelo corpo. Exemplos incluem a glicose (encontrada em frutas, mel e xarope de milho) e a sacarose (açúcar de mesa). Geralmente, os carboidratos simples fornecem energia rápida, mas leva a picos de açúcar no sangue.

Os carboidratos complexos são compostos por três ou mais moléculas de açúcar e são digeridos mais lentamente pelo corpo. Eles incluem o amido (encontrado em batatas, arroz, pão e massas) e fibras alimentares (encontradas em frutas, legumes e grãos integrais). Os carboidratos complexos são importantes para a saúde digestiva e ajudam a manter estáveis os níveis de açúcar no sangue.

Os açúcares naturais são encontrados em alimentos inteiros, como frutas e leite, e fornecem nutrientes importantes, como vitaminas, minerais e fibras. O consumo de açúcares naturais deve ser equilibrado com outros nutrientes e limitado em alimentos processados, como sucos de frutas adoçados.

Os carboidratos simples e complexos têm diferentes impactos no nível de açúcar no sangue e, consequentemente, no índice glicêmico (IG). O IG é uma medida da rapidez com que os carboidratos são digeridos e aumentam o nível de açúcar no sangue. Alimentos com um IG alto são digeridos rapidamente e causam picos de açúcar no sangue, enquanto alimentos com um IG baixo são digeridos mais lentamente e proporcionam uma liberação mais gradual.

Exemplos de carboidratos simples e com alto IG são a glicose e a sacarose, que aumentam rapidamente o nível de açúcar no sangue e a produção de insulina. Alimentos com alto teor de açúcar adicionado, como doces e refrigerantes, têm um IG alto e devem ser consumidos com moderação.

Como exemplos de carboidratos complexos temos o amido e as fibras, que são digeridos mais lentamente pelo organismo e por isso têm um IG baixo. Outros alimentos, como grãos integrais, frutas e legumes, também contêm carboidratos complexos e são ótimas fontes de energia sustentável.

O consumo de alimentos com um IG alto tem efeitos negativos na saúde, como o aumento do risco de diabetes tipo 2 e doenças cardíacas. Já alimentos com baixo IG ajudam a manter estáveis os níveis de açúcar no sangue e prevenir essas doenças, além de promover saciedade e promover uma saúde melhor em termos gerais.

Em resumo, a escolha de carboidratos adequados tem um grande impacto na saúde e no bem-estar como um todo. É importante escolher fontes saudáveis de carboidratos, como frutas, legumes e grãos integrais, e limitar o consumo de açúcares adicionados e carboidratos simples processados.

POR QUE PRECISAMOS DE AÇÚCAR?

O açúcar é um dos ingredientes mais comuns na alimentação moderna. Isso ocorre porque muitos alimentos industrializados e processados contêm açúcares adicionados para aumentar sua palatabilidade e o seu sabor. Além disso, muitas pessoas consomem açúcar apenas pelo seu sabor, sendo uma preferência pessoal ou até cultural.

Quando ingerimos açúcar, ele é quebrado em glicose, que é a principal fonte de energia para as células do nosso corpo. A glicose é transportada pelo sangue para as células, na quais é usada para produzir energia. O cérebro é altamente dependente de glicose como fonte de energia, o que explica porque muitas pessoas sentem uma queda de energia e fadiga quando reduzem o consumo de açúcar.

A glicose é o único açúcar que é metabolizado pelas células do cérebro, um órgão extremamente exigente em termos energéticos e que, apesar de representar apenas 2% do peso corporal, consome cerca de 20% do açúcar e do oxigênio do organismo.

Quando comemos alimentos que contêm carboidratos, o corpo converte-os em glicose, que é transportada pelo sangue até o cérebro. As células cerebrais utilizam-na para produzir adenosina trifosfato (ATP), a molécula responsável por fornecer energia para todas as atividades celulares. Além disso, a glicose é um precursor importante para a síntese de neurotransmissores, substâncias químicas responsáveis pela comunicação entre as células nervosas.

Outros açúcares, como a frutose e a sacarose, não são usados diretamente pelo cérebro. Eles precisam ser primeiramente metabolizados pelo fígado para produzir glicose ou outros substratos energéticos. No entanto dietas muito ricas em frutose e sacarose podem causar problemas metabólicos, como resistência à insulina e síndrome metabólica, que afetam negativamente a função cerebral.

É importante notar que a glicose não é a única fonte de energia do cérebro. Em condições de jejum ou baixo consumo de carboidratos, o corpo usa outras fontes, como corpos cetônicos, produzidos a partir da gordura armazenada no corpo. Porém o cérebro não consegue obter toda a energia de que precisa dessa forma, continuando a glicose a ser sua principal fonte de energia em condições normais.

Em resumo, a glicose é o único açúcar usado diretamente pelas células cerebrais para produzir energia e neurotransmissores. Por isso é importante manter níveis adequados de glicose no sangue para garantir uma boa função cerebral.

Além disso, o açúcar desempenha outras funções relevantes no organismo, como melhorar a absorção de cálcio e magnésio, que são importantes para a saúde óssea, e aumentar a produção de serotonina, um neurotransmissor que regula o humor e o bem-estar.

MALEFÍCIOS DO USO EXCESSIVO DE AÇÚCAR

O açúcar é um dos ingredientes mais presentes na alimentação moderna e seu excesso traz diversos malefícios para a saúde humana, como a obesidade, uma vez que ele é rico em calorias, as quais, quando não utilizadas, são armazenadas no organismo na forma de triacilgliceróis. Além disso, como já foi dito, ele é rapidamente metabolizado pelo organismo, levando a picos de insulina e, consequentemente, ao acúmulo de gordura.

Outro problema do consumo excessivo de açúcar é a alteração dos níveis de triglicerídeos e colesterol no sangue, o que aumenta o risco de doenças cardiovasculares, como hipertensão, aterosclerose e infarto.

O açúcar também pode prejudicar a saúde dos dentes, uma vez que ele é um dos principais causadores de cáries. Isso ocorre porque as bactérias presentes na boca alimentam-se do açúcar e produzem ácidos que corroem o esmalte dos dentes. Além disso, o açúcar também levar a inflamações na gengiva e ao surgimento de doenças periodontais.

Ainda – mas não menos importante –, o açúcar em excesso acaba alterando o metabolismo, aumentando o risco de desenvolvimento de diabetes tipo 2. Isso ocorre porque o ele pode levar à resistência à insulina, hormônio responsável pelo controle dos níveis de açúcar no sangue.

Por fim, o consumo excessivo também acaba levando a alterações no sistema nervoso, causando sintomas como ansiedade, irritabilidade e cansaço. Isso acontece porque o açúcar em excesso acaba interferindo na produção de neurotransmissores, substâncias responsáveis pela comunicação entre as células nervosas.

Diante de todos esses malefícios, para preservar a saúde e até melhorá-la, é importante limitar o consumo do açúcar, optando por fontes naturais de carboidratos, como frutas, e reduzindo o consumo de alimentos industrializados e açucarados.

EVIDÊNCIAS CIENTÍFICAS DO CONSUMO DE AÇÚCAR E DOENÇAS HUMANAS

Um estudo publicado em 2017 no periódico científico *Journal of the American Medical Association* (JAMA) revelou que o consumo de açúcar adicionado aumenta o risco de doenças cardiovasculares. Os pesquisadores acompanharam cerca de 31 mil adultos durante seis anos e observaram que aqueles que consumiam mais açúcar adicionado tinham mais chances de desenvolver doenças cardiovasculares, como infarto e derrame cerebral.

Outro estudo, publicado em 2018 no periódico científico *BMJ Open*, indicou que o consumo excessivo de açúcar pode aumentar o risco de câncer. Os pesquisadores avaliaram dados de mais de 100 mil indivíduos e descobriram que aqueles que consumiam mais açúcar tinham maior probabilidade de desenvolver câncer, especialmente câncer de mama. Ainda, um estudo feito com mais de três mil indivíduos e publicado em 2019 no periódico científico *Circulation*, revelou que o consumo excessivo também aumenta o risco de doenças do fígado, como esteatose hepática não alcoólica.

Outro estudo, publicado em 2020 no periódico científico *JAMA*, após a análise dos dados de mais de 31 mil indivíduos observados durante seis anos, mostrou que o consumo excessivo de açúcar aumenta o risco de morte por doenças cardiovasculares.

Esses são exemplos de alguns estudos que destacam a importância de limitar o consumo de açúcar na dieta – 10% das calorias diárias, conforme as diretrizes da OMS – e os riscos associados ao consumo excessivo para a saúde humana.

DICAS PARA REDUZIR O CONSUMO DE AÇÚCAR NO DIA A DIA

Com o consumo excessivo de açúcar associado a vários problemas de saúde, muitas pessoas estão buscando maneiras de reduzir seu consumo no dia a dia. Uma das maneiras mais eficazes é prestando atenção à rotulagem nutricional e escolhendo alimentos com baixo teor de açúcar adicionado. Outra maneira é substituir o açúcar por alternativas mais saudáveis, como frutas frescas, frutas secas, mel, xarope de bordo e estévia.

Outra dica importante é evitar bebidas açucaradas, como refrigerantes, sucos e bebidas energéticas, que são uma das principais fontes de açúcar adicionado na dieta moderna. Dê preferência a água ou água com gás com limão ou outras frutas cítricas para dar sabor.

Escolher alimentos integrais em vez de processados também é uma ótima dica. Alimentos como frutas, verduras, legumes e grãos integrais têm menor teor de açúcar adicionado e oferecem mais nutrientes e fibras em comparação aos alimentos processados. Também é importante evitar alimentos que contêm açúcar "escondido" em sua composição, como molhos prontos de tomate, molhos para salada e churrasco, e pães.

Por fim, uma dica simples é cozinhar em casa e evitar alimentos prontos e *fast foods*. Isso permite que você tenha controle total sobre o açúcar adicionado em sua dieta e que você experimente novas receitas e ingredientes saudáveis.

Para quem está iniciando o processo de redução do consumo de açúcar, substitui-lo por adoçantes é uma boa tática. Existe uma infinidade de adoçantes disponíveis comercialmente, com origens e graus de doçura diferentes, mas, sempre que possível, prefira os de origem natural. O quadro a seguir mostra algumas das características dos principais adoçantes disponíveis no mercado.

Quadro 2 – Características de alguns adoçantes disponíveis comercialmente no Brasil

Adoçante	Características
Aspartame	É um adoçante artificial composto por dois aminoácidos, fenilalanina e ácido aspártico. É cerca de 200 vezes mais doce do que o açúcar e é frequentemente utilizado em refrigerantes dietéticos, sobremesas e produtos de panificação.
Sacarina	É um adoçante artificial que foi descoberto acidentalmente em 1879. É cerca de 300 a 400 vezes mais doce do que o açúcar, sendo bastante usado em produtos como bebidas dietéticas, geleias e produtos de panificação. Sua segurança foi questionada em estudos, mas as agências reguladoras consideram seguro seu uso moderado.
Sucralose	É um adoçante artificial derivado do açúcar. É cerca de 600 vezes mais doce do que o açúcar e é muito utilizado em refrigerantes dietéticos, sobremesas e produtos de panificação. Seu consumo por levar a problemas gastrointestinais e alterar a microbiota intestinal.
Xilitol	É um adoçante natural derivado de fontes como frutas e legumes. É cerca de 1 a 1,5 vezes mais doce do que o açúcar e é bastante usado em produtos de panificação e pastilhas de menta. Consumo em excesso pode levar a problemas gastrointestinais.
Eritritol	É um adoçante natural derivado do milho ou outras fontes vegetais. É cerca de 70% tão doce quanto o açúcar, sendo muito utilizado em produtos de panificação e bebidas. É considerado seguro para consumo humano em doses moderadas e tem menos efeitos colaterais do que o xilitol.
Estévia	É um adoçante natural derivado da planta *Stevia rebaudiana*. É cerca de 200 a 300 vezes mais doce do que o açúcar e regularmente usado em bebidas, sobremesas e produtos de panificação.

É importante destacar que o consumo excessivo de qualquer tipo de adoçante traz efeitos colaterais, como dor de cabeça, náusea e diarreia. Além disso, é sempre recomendado procurar orientação de um profissional de saúde antes de fazer mudanças significativas na dieta.

Embora possa ser difícil reduzir o consumo de açúcar no começo, com o tempo o paladar adapta-se e você passa a desfrutar de alimentos com menos açúcar. Com essas dicas simples é possível reduzir o consumo e melhorar a saúde de modo geral.

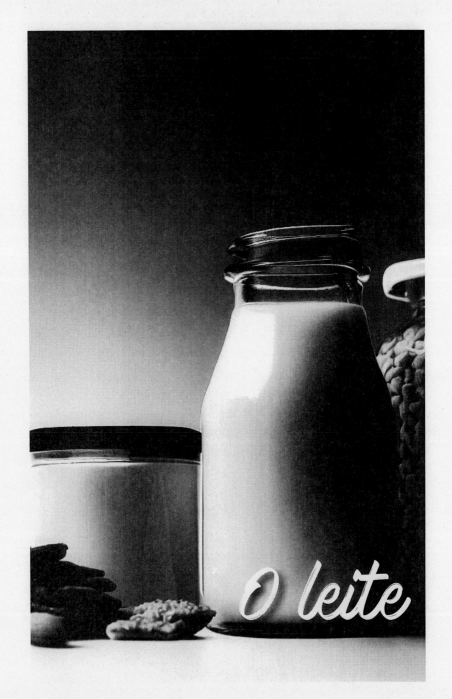

GENERALIDADES

O leite é um líquido produzido pelas glândulas mamárias dos mamíferos fêmeas, cuja função principal é fornecer alimento para seus filhotes. Ele é composto por uma mistura complexa de carboidratos, proteínas, lipídios, vitaminas e minerais, que variam em composição e concentração de acordo com a espécie animal e sua dieta.

Uma das principais proteínas encontradas no leite é a caseína, que representa cerca de 80% das proteínas totais do leite. Trata-se de uma proteína de digestão lenta, que forma micelas estáveis em pH ácido. Quando o leite é acidificado, as micelas de caseína agregam-se, formando o coalho, utilizado na fabricação de queijos e outros produtos lácteos.

Além da caseína, o leite contém outras proteínas importantes, como a lactoglobulina e a lactoalbumina. A lactoglobulina é uma proteína globular, rica em enxofre, que apresenta propriedades imunológicas e de transporte de metais. Já a lactoalbumina é uma proteína globular, rica em cálcio, que é importante para a síntese de neurotransmissores e outros processos metabólicos, além de ser um mineral essencial para a formação e manutenção dos ossos e dentes.

Os derivados do leite, como queijos, iogurtes e bebidas lácteas, são importantes fontes de proteína na dieta humana. A caseína é utilizada na fabricação de suplementos proteicos, muito consumidos por atletas e pessoas que necessitam de uma ingestão elevada de proteínas. Além disso, os produtos lácteos também são ricos em cálcio.

É verdade que os humanos são os únicos animais que consomem leite após a fase de amamentação. Isso ocorre porque a lactose, o açúcar encontrado no leite, é digerida pela enzima lactase, que normalmente diminui sua produção à medida que a idade avança. A maioria dos mamíferos, incluindo outros primatas, perde a capacidade de produzir lactase após o período de amamentação e, portanto, não consomem leite depois da fase adulta.

A razão pela qual os humanos continuam a consumir leite após a infância está relacionada à história evolutiva da humanidade. Há cerca de 10.000 anos, os humanos começaram a domesticar animais, como cabras e vacas, para obter alimento. O leite desses animais tornou-se uma importante fonte de nutrição, especialmente em regiões onde a disponibilidade de alimentos era limitada. Como resultado, os humanos desenvolveram a capacidade de produzir lactase na idade adulta, permitindo-lhes digerir o leite com mais eficiência.

No entanto, é importante notar que a capacidade de digerir lactose em adultos varia entre as populações humanas. Alguns grupos étnicos, como europeus e alguns africanos, têm uma taxa mais alta de tolerância à lactose em comparação a outros, como asiáticos e indígenas americanos. E, ainda, enquanto os humanos conseguem tolerar o leite depois da fase de amamentação, isso não acontece com outros mamíferos. A maioria dos animais não produz lactase depois dessa fase, e aqueles que o fazem normalmente produzem-na em quantidades muito baixas. Isso significa que a ingestão de leite e derivados acaba causando desconforto gastrointestinal em muitos animais.

Algumas pessoas, ainda, podem apresentar intolerância à lactose, que é o açúcar presente no leite. Essa intolerância ocorre quando o organismo não produz uma enzima chamada lactase, que é responsável pela digestão da lactose. Nesses casos, é possível utilizar produtos lácteos com baixo teor de lactose ou substituir o leite e seus derivados por fontes alternativas de cálcio e proteína, como leguminosas, nozes e sementes.

Em síntese, o leite é uma fonte importante de proteína na dieta humana, principalmente devido à presença da caseína e outras proteínas de alto valor biológico. Os derivados do leite também são ricos em cálcio e outros nutrientes importantes, mas é necessário considerar as necessidades individuais de cada pessoa e, em alguns casos, optar por alternativas aos produtos lácteos.

INTOLERÂNCIA À LACTOSE

A intolerância à lactose é uma condição em que o organismo é incapaz de digerir completamente o açúcar presente no leite (a lactose), devido à falta ou à redução da produção da enzima lactase pelo intestino delgado. A lactase é responsável por quebrar a lactose em moléculas menores de glicose e galactose, que são absorvidas pelo organismo. Sem a lactase suficiente, a lactose não é completamente digerida e acaba fermentando no intestino, causando sintomas desagradáveis.

A intolerância à lactose é mais comum em adultos, especialmente em pessoas de origens asiática, africana e indígena, sendo menos comum em europeus. A prevalência da intolerância à lactose varia em todo o mundo, com taxas mais altas na Ásia e na África, e taxas mais baixas na Europa e nas Américas.

Os sintomas da intolerância à lactose incluem distensão abdominal, flatulência, diarreia, cólicas abdominais, náuseas e vômitos, e geralmente aparecem após a ingestão de alimentos que contêm lactose, como leite, queijos, iogurtes e sorvetes. O grau de intolerância varia de pessoa para pessoa, com algumas pessoas sendo incapazes de tolerar qualquer quantidade de lactose, enquanto outras conseguem tolerar pequenas quantidades sem problemas. Há também é claro, as pessoas que não possuem nenhum grau de intolerância.

A intolerância à lactose tem um impacto significativo na qualidade de vida das pessoas intolerantes ou sensíveis. A restrição de alimentos com lactose pode ser difícil e, também, levar a uma dieta pobre em cálcio e outros nutrientes importantes. Além disso, os sintomas podem ser constrangedores e limitar as atividades sociais e profissionais.

Existem várias maneiras de lidar com a intolerância. Uma delas é reduzir o consumo de alimentos ricos em lactose, como leite e seus derivados, ou substituir esses alimentos por alternativas sem lactose, como leites vegetais. Outra opção é o uso de enzimas de lactase em forma de comprimidos ou líquidos, que devem ser tomados antes das refeições para ajudar na digestão.

A intolerância à lactose é um problema de saúde global e afeta milhões de pessoas em todo o mundo. Estima-se que 65% da população mundial tenha alguma forma de intolerância, sendo mais comum, como já citado, em regiões da Ásia, África e América do Sul, e menos comum em países europeus, como a Finlândia, a Dinamarca e a Suécia.

Essas diferenças são explicadas pela história evolutiva e alimentar das populações. Os humanos tornaram-se capazes de digerir lactose devido à domesticação de animais para obtenção de alimentos. No entanto essa capacidade não se desenvolveu em todas as populações humanas da mesma forma, sendo a intolerância mais comum em populações que tradicionalmente não dependem de produtos lácteos em sua dieta.

Em muitos países a intolerância à lactose é subnotificada e subdiagnosticada e muitas pessoas podem nem saber de que têm a condição, assim como muitas pessoas não sabem que podem continuar a consumir laticínios em quantidades limitadas ou com a adição de lactase em suplementos ou produtos processados.

Embora essa não seja uma condição perigosa para a saúde, afeta significativamente a qualidade de vida das pessoas. Alguns sintomas, como diarreia crônica, podem levar à desidratação e à desnutrição. Portanto é importante que os intolerantes recebam orientação adequada sobre a sua dieta.

Em resumo, a intolerância à lactose é uma condição comum em que o organismo é incapaz de digerir completamente o açúcar presente no leite. Os sintomas podem ser desagradáveis e limitar a vida dos intolerantes, mas existem maneiras de lidar com a intolerância e manter uma dieta rica e nutritiva.

COMO REDUZIR SINTOMAS DA INTOLERÂNCIA À LACTOSE

A intolerância à lactose é uma condição desconfortável para aqueles que a têm, mas existem várias formas de diminuir os sintomas associados a ela. A primeira estratégia é simplesmente não ingerir alimentos que contêm lactose, como leite, queijos, iogurtes, sorvetes e outros. Muitos alimentos processados também contêm lactose, por isso é importante verificar os rótulos dos produtos.

Outra estratégia é optar por produtos sem lactose. Hoje há muitas alternativas disponíveis no mercado, incluindo leite, queijos e sorvetes. Esses produtos são feitos com uma enzima que quebra a lactose, tornando-os mais facilmente digeríveis para os intolerantes.

Suplementos de lactase também ajudam a reduzir os sintomas da intolerância. Esses suplementos contêm a enzima lactase, que ajuda a quebrar a lactose no intestino delgado. Geralmente eles são tomados antes de uma refeição que contém lactose.

Além disso, alimentos fermentados, como iogurte, kefir e queijo cottage, ajudam a reduzir os sintomas da intolerância, pois em sua composição há bactérias benéficas que ajudam a quebrar a lactose, além do fato de que a fermentação auxilia na diminuição do teor de lactose.

Outra opção é seguir uma dieta com baixo teor de lactose, limitando a sua ingestão, mas ainda permitindo a inclusão de pequenas quantidades de produtos lácteos. Isso pode ser útil para aqueles que desejam continuar a desfrutar de alguns desses produtos sem experimentar tantos sintomas desconfortáveis.

Em resumo, existem várias estratégias para diminuir os sintomas da intolerância à lactose, como não ingerir alimentos com lactose, optando por produtos fermentados ou sem esse carboidrato, utilizar suplementos de lactase, ou seguir uma dieta com baixo teor de lactose. Mas é sempre importante consultar um médico ou um nutricionista para determinar a melhor abordagem para cada indivíduo.

RELAÇÃO ENTRE INTOLERÂNCIA À LACTOSE E DOENÇAS CRÔNICAS HUMANAS

Estudos científicos têm investigado a possível relação entre a intolerância à lactose e algumas doenças crônicas. Embora ainda haja controvérsia, alguns resultados sugerem uma associação. Uma das doenças mais estudadas é a síndrome do intestino irritável (SII). A intolerância à lactose é comum em pessoas com SII e muitos estudos sugerem que a eliminação da lactose da dieta melhora os sintomas da SII em alguns pacientes.

Outra doença que tem sido associada à intolerância à lactose é a osteoporose. O leite e seus derivados são fontes importantes de cálcio, mas muitos intolerantes evitam ou não podem consumir esses alimentos, o que pode levar a uma ingestão inadequada desse mineral e, consequentemente, a um risco aumentado de osteoporose.

Alguns estudos também sugerem uma possível ligação entre a intolerância e o câncer colorretal. A hipótese é de que a lactose não digerida promove o crescimento de bactérias nocivas no intestino, que contribuem para o desenvolvimento do câncer.

Outras doenças que têm sido associadas à intolerância à lactose incluem a enxaqueca, a acne e a artrite reumatoide. No entanto os estudos que investigam essas associações são limitados e, muitas vezes, apresentam resultados contraditórios.

A fibromialgia é uma síndrome caracterizada por dor muscular e fadiga crônica. Embora a causa exata da fibromialgia ainda não seja totalmente compreendida, pesquisas sugerem que há uma interação complexa entre fatores biológicos, psicológicos e sociais que contribuem para a condição. Uma das teorias mais recentes é que a intolerância à lactose pode estar relacionada à fibromialgia em alguns pacientes.

Um estudo publicado em 2018, no *Journal of Pain Research*, mostrou que 73% dos pacientes com fibromialgia apresentavam intolerância à lactose. Isso levou os pesquisadores a questionar se a intolerância acaba contribuindo para os sintomas da fibromialgia em algumas pessoas. A teoria é que a lactose não digerida fermenta no intestino, produzindo gases e inflamação, o que pode levar à dor muscular e à fadiga.

Outro estudo, publicado em 2017, no *Journal of Clinical Gastroenterology*, também encontrou uma ligação significativa entre essas duas condições. Nessa pesquisa, os pesquisadores descobriram que 50% dos pacientes com fibromialgia apresentavam intolerância à lactose.

Porém é importante ressaltar que nem todos os pacientes com fibromialgia têm intolerância à lactose e que os estudos realizados até o momento ainda são limitados. É possível que a intolerância seja apenas uma das muitas condições que contribuem ou pioram o quadro da fibromialgia. Além disso, é relevante lembrar que a fibromialgia é uma condição complexa, que demanda um tratamento individual.

É bom lembrar também que, apesar das associações possíveis, a intolerância à lactose não é uma condição grave e é possível viver normalmente sem ingerir produtos lácteos. Além disso, cada pessoa é única, com necessidades nutricionais diferentes, sendo essencial consultar um médico ou um nutricionista antes de fazer mudanças significativas na dieta.

COMO DIMINUIR SINTOMAS DA INTOLERÂNCIA À LACTOSE

Felizmente, hoje em dia existem muitas alternativas nutritivas e saborosas de leite sem lactose, disponíveis no mercado. O Quadro 3 apresenta algumas dessas opções.

Quadro 3: Tipos de leites disponíveis para pessoas com intolerância à lactose

Tipo de leite	Características
Leite sem lactose	O leite sem lactose é uma opção popular para as pessoas com intolerância à lactose. Esse tipo de leite é produzido a partir de leite de vaca, mas a lactose é removida por meio de um processo enzimático. O leite sem lactose tem o mesmo sabor e a mesma textura do leite regular, mas sem o açúcar natural da lactose.
Leites vegetais	Os leites vegetais são feitos a partir de grãos, nozes, sementes ou legumes. As opções mais populares incluem leite de amêndoa, de soja, de arroz, de aveia e de coco. Esses leites têm um sabor diferente do leite de vaca, mas são ricos em nutrientes e podem ser usados em receitas de cozinha e panificação.
Leite de cabra	O leite de cabra é uma alternativa popular ao leite de vaca. Embora contenha lactose, muitas pessoas com intolerância a ela relatam que toleram melhor o leite de cabra em comparação ao de vaca. O leite de cabra tem um sabor mais forte do que o leite de vaca, mas é uma opção nutritiva.
Leites fermentados	Os leites fermentados, como o kefir e o iogurte, são opções populares para pessoas com intolerância à lactose. Durante o processo de fermentação, as bactérias transformam a lactose em ácido láctico, que é mais fácil de digerir. O kefir e o iogurte também contêm probióticos benéficos para a saúde intestinal.
Leite de soja enriquecido com cálcio	O leite de soja enriquecido com cálcio é uma alternativa rica em nutrientes. Esse tipo de leite é enriquecido com cálcio e vitamina D, que ajudam a manter ossos e dentes saudáveis, além de ser uma boa fonte de proteína.

Ao escolher um tipo de leite, é importante verificar o rótulo para garantir que o produto seja adequado para suas necessidades diárias e contenha nutrientes essenciais. Converse com um médico ou nutricionista para saber mais sobre as alternativas e para ajudar a desenvolver um plano de alimentação saudável e equilibrado.

TRATAMENTOS DISPONÍVEIS PARA INTOLERÂNCIA À LACTOSE

Até hoje não foi encontrada a cura para a intolerância à lactose, mas há vários tratamentos disponíveis que ajudam a lidar com os sintomas.

Aqui estão alguns dos tratamentos mais comuns:

1. Evitar a lactose: a maneira mais simples de tratar a intolerância à lactose é evitar alimentos que contêm lactose ou reduzir a sua ingestão. Isso significa evitar produtos lácteos, como leite, queijo e sorvete, ou escolher alternativas sem lactose, como leite de soja ou leite de amêndoa.

2. Suplementos de lactase: esses suplementos contêm a enzima lactase, que ajuda a quebrar a lactose no intestino. Estão disponíveis em várias formas, incluindo comprimidos mastigáveis, cápsulas e líquidos, e geralmente são tomados antes de comer alimentos com lactose.

3. Leite sem lactose: como mencionado anteriormente, o leite sem lactose é uma alternativa popular para pessoas com intolerância. Ele é produzido a partir de leite de vaca, mas a lactose é removida por meio de um processo enzimático.

4. Terapia nutricional: os nutricionistas ajudam as pessoas com intolerância à lactose a desenvolver um plano alimentar que atenda às suas necessidades nutricionais. Isso envolve a substituição de alimentos ricos em lactose por alimentos alternativos e o aumento da ingestão de cálcio e vitamina D.

5. Terapia probiótica: a terapia probiótica envolve o uso de suplementos de bactérias benéficas para ajudar a repovoar as bactérias intestinais saudáveis, o que ajuda a melhorar a digestão e a reduzir os sintomas de intolerância à lactose.

Em geral, os tratamentos para intolerância à lactose variam de acordo com a gravidade dos sintomas e a preferência e a necessidade pessoal. É importante conversar com um profissional para determinar o melhor plano de tratamento e/ou plano alimentar para cada pessoa.

O CASO DAS VACAS A2A2

Nos últimos anos houve um aumento do interesse em relação ao leite de vacas A2A2 e seus supostos benefícios para a saúde humana. Ao contrário do leite de vacas A1A1 e A1A2, o das vacas A2A2 contém uma variação genética que resulta em uma proteína diferente chamada beta-caseína.

Os defensores do leite de vacas A2A2 afirmam que ele é mais fácil de digerir e menos propenso a causar problemas de saúde do que o leite de vacas A1A1 ou A1A2. Isso ocorre porque a proteína beta-caseína A2 é quebrada em peptídeos menores durante a digestão, enquanto a beta-caseína A1 é quebrada em peptídeos maiores, incluindo o chamado beta-casomorfina-7 (BCM-7). Alguns estudos sugerem que o BCM-7 é um fator de risco para uma série de doenças, incluindo diabetes tipo 1, doenças cardíacas e Alzheimer. No entanto os dados são inconclusivos e os resultados ainda são controversos.

Embora o leite de vacas A2A2 seja considerado mais saudável, é bom lembrar que os benefícios para a saúde dependem de vários fatores, incluindo a alimentação das vacas, o ambiente em que vivem e o processo de produção de leite. Além disso, pessoas com alergia ao leite ou intolerância à lactose também não podem consumir esse leite.

A seleção de vacas com genótipo A2A2 é uma estratégia utilizada para aumentar a produção de leite A2 em fazendas leiteiras, mas vale ressaltar que a seleção dessas vacas não é uma solução mágica para problemas de saúde relacionados ao consumo de leite.

Em síntese, o leite de vacas A2A2 tem sido promovido como uma alternativa saudável ao leite de vacas A1A1 ou A1A2. Contudo mais pesquisas são necessárias para confirmar os supostos benefícios à saúde. Enquanto isso é sempre bom escolher leites de alta qualidade, independentemente do tipo de proteína beta-caseína presente.

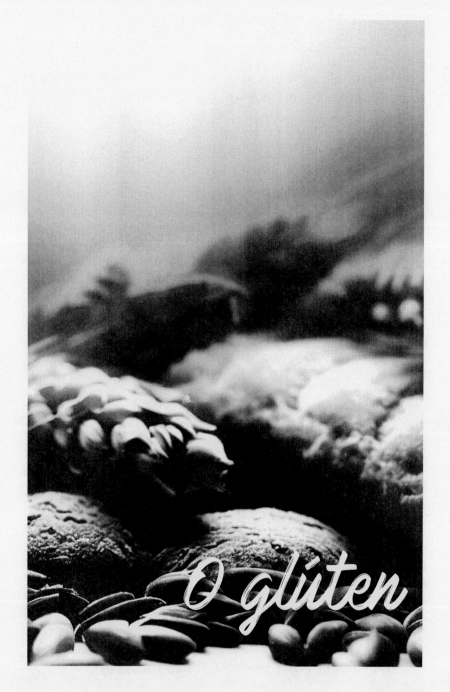

GENERALIDADES

O glúten é uma proteína cultivada há milhares de anos e está presente em grãos como trigo, cevada, centeio e seus derivados, utilizados na fabricação de pães, massas e cervejas. Os antigos egípcios, por exemplo, cultivavam trigo há mais de 5.000 anos e utilizavam-no na fabricação de pães. Na Idade Média, o trigo tornou-se um dos principais cultivos na Europa, e o pão era um alimento básico da dieta.

No entanto, a intolerância ao glúten só foi descrita no século XIX, pelo médico Samuel Gee, que observou que algumas pessoas não podiam comer pão. Essa condição recebeu o nome de doença celíaca. Atualmente, sabe-se que a doença celíaca é uma doença autoimune pela qual o sistema imunológico reage ao glúten, causando danos ao revestimento intestinal e dificultando a absorção de nutrientes. Além disso, o glúten também pode causar intolerância não celíaca, cujos sintomas são semelhantes aos da doença celíaca, mas sem o dano intestinal.

Para quem não tem intolerância ao glúten, o consumo de alimentos que contêm essa proteína é seguro e pode ser parte de uma dieta saudável e equilibrada. Porém, muitas pessoas optam por evitar o glúten por opção pessoal ou para tratar condições de saúde, como a doença celíaca ou intolerância não celíaca. Felizmente, existem muitas alternativas sem glúten disponíveis, incluindo farinhas, como farinha de amêndoa, farinha de arroz, farinha de milho e tapioca. Além disso, muitos alimentos, como frutas, legumes, carnes e frutos do mar são naturalmente livres de glúten.

Sintetizando, o glúten é uma proteína presente em grãos como trigo, cevada e centeio e seus derivados. Embora seja um alimento básico em muitas culturas, algumas pessoas não podem consumi-lo por terem doença celíaca ou intolerância não celíaca. Hoje existem muitas alternativas sem glúten no mercado, permitindo que as pessoas com restrições alimentares ainda possam desfrutar de uma dieta saudável e variada.

FONTES DE GLÚTEN NA ALIMENTAÇÃO MODERNA

O glúten é uma proteína presente em cereais como trigo, centeio e cevada. É amplamente utilizado na indústria alimentícia como agente de ligação, espessante e estabilizante, sendo encontrado em uma ampla variedade de produtos alimentícios processados.

Algumas das principais fontes de glúten na alimentação moderna incluem: produtos de trigo, como pães, massas, bolos, biscoitos, cereais matinais, tortilhas, wraps, entre outros. O Quadro 4 apresenta os principais alimentos que contêm glúten.

Quadro 4 – Alimentos ricos em glúten

Tipo	Exemplos
Produtos de trigo	Pães, massas, bolos, biscoitos, cerais matinais, tortilhas, entre outros.
Produtos de centeio	Pães, biscoitos, cerveja, entre outros.
Produtos de cevada	Cerveja, sopas, molhos, entre outros.
Alimentos processados	Molhos, temperos, marinados, carnes processadas, salgadinhos, entre outros.

É importante lembrar que muitos alimentos que não são naturalmente ricos em glúten podem ser contaminados durante o processamento ou armazenamento. Por exemplo, alimentos fritos no mesmo óleo que produtos com glúten ou alimentos que são cozidos em panelas ou utensílios que foram usados para cozinhar alimentos com glúten acabam se contaminando com traços da proteína.

Para aos intolerantes ao glúten ou com doença celíaca, é importante ler os rótulos dos alimentos com cuidado e procurar por produtos rotulados como sem glúten. Ainda, comer alimentos frescos e naturais, como frutas, verduras, carnes e legumes, é uma boa opção para evitar o glúten na alimentação.

A DOENÇA CELÍACA

A doença celíaca e a intolerância ao glúten são condições que afetam milhões de pessoas em todo o mundo. A doença celíaca é uma condição autoimune em que o sistema imunológico reage ao glúten, causando danos ao revestimento intestinal e dificultando a absorção de nutrientes. Já na intolerância ao glúten, os sintomas são semelhantes aos da doença celíaca, mas não há dano intestinal.

A prevalência da doença celíaca varia em todo o mundo. Em alguns países europeus, como a Itália e a Irlanda, chega a 1 em cada 100 pessoas. Em outros países, como os Estados Unidos, a prevalência é menor, afetando cerca de 1 em cada 141 pessoas. Essa doença é mais comum em pessoas de ascendência europeia.

A intolerância ao glúten é mais difícil de estimar, pois não há uma definição clara ou critérios diagnósticos. Alguns estudos sugerem que a prevalência da intolerância não celíaca pode ser relativamente alta, com cerca de 6% da população em geral. É importante lembrar que muitas pessoas que evitam o glúten o fazem por opção pessoal ou para tratar sintomas gastrointestinais e não porque têm intolerância ao glúten.

Ambas as condições ocorrem em qualquer idade, embora a doença celíaca seja mais comum em crianças e a intolerância ao glúten em adultos. As mulheres são mais propensas a desenvolver doença celíaca do que os homens; quanto à intolerância ao glúten, a diferença não é tão significativa.

Na doença celíaca, o sistema imunológico ataca o revestimento do intestino delgado quando a pessoa ingere glúten, o que leva a sintomas gastrointestinais, como diarreia, inchaço e dor abdominal, bem como problemas na absorção de nutrientes. Essa condição é diagnosticada com exames de sangue e biópsia do intestino delgado. Já na sensibilidade não celíaca, as pessoas apresentam sintomas semelhantes à doença celíaca, mas não têm anticorpos antiglúten no sangue e não apresentam danos ao intestino delgado. Para diagnóstico é feito um teste de exclusão de glúten, em que a pessoa retira o glúten da dieta por um período de tempo e observa se os sintomas desaparecem.

Em relação aos graus de intolerância ao glúten, existem diferentes níveis de sensibilidade e de gravidade dos sintomas. Algumas pessoas têm intolerância leve e podem consumir pequenas quantidades de glúten sem apresentar sintomas, algumas desenvolvem sintomas apenas quando consomem grandes quantidades e outras, ainda, têm intolerância grave e precisam evitá-lo completamente. Por isso é preciso buscar orientações médica e nutricional para um diagnóstico preciso e um plano de alimentação adequado.

Em resumo, a doença celíaca e a intolerância ao glúten são condições comuns que afetam muitas pessoas no mundo todo. A prevalência varia de um país/grupo étnico para outro, sendo mais comum em pessoas de ascendência europeia. É importante que as pessoas com sintomas gastrointestinais crônicos sejam avaliadas por um médico para determinar se elas têm uma dessas condições para que possam receber o tratamento adequado e melhorar sua qualidade de vida

INTOLERÂNCIA AO GLÚTEN E DOENÇAS CRÔNICAS

A intolerância ao glúten, seja na forma de doença celíaca ou intolerância não celíaca, está associada a várias doenças crônicas. Estudos recentes têm examinado essa relação e muitos deles sugerem que a intolerância ao glúten talvez seja um fator de risco para várias condições médicas.

Uma revisão sistemática de estudos publicados em 2019 encontrou uma associação entre a doença celíaca e maior risco de desenvolver doenças cardiovasculares, incluindo doença arterial coronariana e acidente vascular cerebral (AVC). Outro estudo de 2019 relatou uma associação entre a intolerância ao glúten e a doença inflamatória intestinal. Além disso, uma pesquisa publicada em 2020 descobriu que pacientes com doença celíaca têm risco aumentado de desenvolver doença hepática gordurosa não alcoólica (DHGNA).

Ainda, vários estudos sugerem que a intolerância ao glúten está correlacionada a transtornos neurológicos, incluindo enxaquecas, neuropatias e doenças cerebelares. Um estudo publicado em 2018, por exemplo, encontrou uma ligação entre a doença celíaca e maior chance de desenvolver esclerose múltipla.

Outra área de pesquisa recente é a relação entre a intolerância ao glúten e a síndrome do intestino irritável (SII). Embora os mecanismos subjacentes ainda não estejam claros, estudos sugerem que a intolerância pode ser um fator contribuinte para a SII em algumas pessoas. Um estudo de 2017 mostrou que pacientes com SII que seguiram uma dieta sem glúten relataram redução significativa nos sintomas gastrointestinais.

Contudo é relevante dizer que nem todas as pesquisas encontraram associação significativa entre as duas condições. Algumas pesquisas tiveram resultados contraditórios ou inconclusivos, sendo necessárias outras para entender melhor a relação entre a intolerância ao glúten e doenças crônicas.

Em resumo, hoje a intolerância ao glúten é associada a várias doenças crônicas, incluindo doenças cardiovasculares, doença hepática gordurosa não alcoólica, doença inflamatória intestinal, transtornos neurológicos e síndrome do intestino irritável. Porém essa associação ainda não está completamente compreendida e mais estudos são necessários.

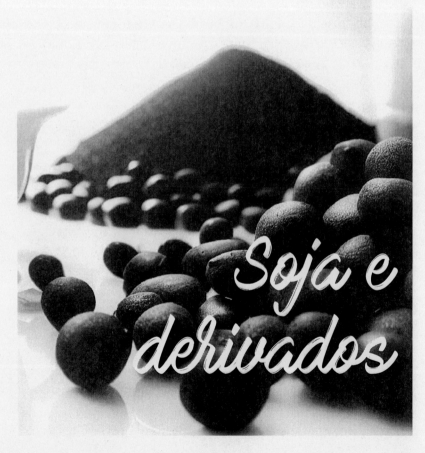

Soja e derivados

GENERALIDADES

A soja é uma das principais culturas agrícolas do mundo, com uma história que remonta há mais de 5.000 anos. Originária da Ásia, a soja foi introduzida na América do Sul no século XX e rapidamente se tornou uma das principais culturas do continente. Atualmente, a soja é cultivada em diversas regiões do mundo, incluindo Estados Unidos, Brasil, Argentina, China, Índia e Paraguai.

De acordo com dados da Organização das Nações Unidas para a Alimentação e Agricultura (FAO), em 2020, a produção mundial de soja atingiu 362,9 milhões de toneladas, sendo que o Brasil e os Estados Unidos foram os maiores produtores, com 130,3 e 120,9 milhões de toneladas, respectivamente.

Trata-se de uma cultura extremamente versátil, sendo utilizada tanto na alimentação humana quanto na alimentação animal, além de ser uma fonte importante de biodiesel e óleos vegetais. O grão é rico em proteínas, aminoácidos essenciais, fibras e diversos outros nutrientes, o que o torna uma ótima opção saudável para a dieta.

O mercado global da soja é extremamente competitivo, com diversos países disputando a liderança na produção e na exportação do grão. Além dos Estados Unidos e do Brasil, a Argentina também é um dos principais produtores de soja do mundo, com uma produção de 50,5 milhões de toneladas em 2020.

A demanda global tem crescido nos últimos anos, impulsionada pelo aumento da produção de proteína animal e pela crescente demanda por biocombustíveis. No entanto, a produção dessa planta tem sido alvo de críticas por parte de ambientalistas e defensores dos direitos humanos devido aos impactos ambiental e social da expansão das áreas cultivadas.

DERIVADOS DA SOJA

A soja é uma das culturas mais versáteis do mundo, com uma ampla variedade de produtos derivados e aplicações na indústria alimentícia, de saúde e de energia. Esse grão contém uma série de nutrientes importantes, incluindo proteínas, vitaminas e minerais, e também rica em compostos bioquímicos que trazem benefícios para a saúde humana. Um desses compostos é a isoflavona, um fitoestrogênio natural que tem sido estudado por seus potenciais efeitos na saúde, incluindo a redução do risco de doenças cardiovasculares e alguns tipos de câncer.

Além disso, a soja também é uma importante fonte de lecitina, um fosfolipídio usado em muitos alimentos processados, produtos farmacêuticos e produtos de cuidados pessoais. A lecitina ajuda a emulsificar óleos e gorduras, tornando-os mais solúveis em água e facilitando o processamento de produtos alimentícios.

Os derivados da soja incluem leite, tofu, miso, tempeh, molho, óleo e farinha, entre outros. O leite de soja é uma alternativa popular ao leite de vaca para pessoas com intolerância à lactose ou que seguem uma dieta vegana. O tofu é um alimento versátil e rico em proteínas, usado em pratos salgados ou doces. O miso é um condimento salgado e fermentado usado na culinária japonesa, enquanto o tempeh ou tempê é um bloco de soja fermentado utilizado em substituição à carne, por exemplo.

O óleo de soja é uma importante fonte de gordura para a indústria de alimentos e é amplamente utilizado em alimentos processados, como maioneses e margarinas. Já a farinha é um ingrediente comum em alimentos para animais de estimação e em muitos produtos de panificação devido à sua alta concentração de proteínas.

Recapitulando, a soja é uma cultura importante, que oferece uma ampla variedade de produtos e compostos bioquímicos benéficos. O crescente interesse na soja e em seus derivados é uma tendência que deve continuar no futuro, à medida que mais pesquisas são realizadas sobre seus potenciais benefícios para a saúde humana e para o meio ambiente.

USO DA SOJA NA ALIMENTAÇÃO HUMANA DIRETAMENTE PODE FAZER MAL?

Apesar dos potenciais benefícios para a saúde, alguns estudos sugerem que o consumo excessivo traz efeitos negativos. Por exemplo, algumas pessoas são alérgicas à soja e podem desenvolver reações graves, como urticária, inchaço ou dificuldade para respirar. Ela contém isoflavonas, compostos semelhantes ao estrogênio, que aumenta o risco de câncer de mama ou de outros cânceres sensíveis a esse hormônio. Ela também contém ácido fítico, um composto que interfere na absorção de minerais, como ferro, cálcio e zinco, o que é especialmente preocupante para pessoas que seguem dietas vegetarianas ou veganas e dependem do grão como fonte de proteína.

Além disso, a maior parte da soja cultivada em todo o mundo é geneticamente modificada (GM), o que levanta preocupações em relação a segurança alimentar e ambiental. Algumas pesquisas indicam que o consumo de alimentos geneticamente modificados pode gerar efeitos negativos na saúde humana, como alergias, resistência a antibióticos e aumento do risco de câncer.

Portanto, embora a soja possa oferecer benefícios para a saúde, as pessoas devem consumi-la com moderação e procurar produtos não modificados geneticamente. O ideal é consultar um profissional de saúde antes de adicionar grandes quantidades do grão à dieta, sobretudo se houver histórico de doenças hormônio-sensíveis ou alergias alimentares.

As isoflavonas existem naturalmente em alimentos à base de soja e agem como fitoestrógenos, ou seja, elas são compostos semelhantes ao estrogênio. Por causa disso, o consumo elevado pode levar a sérios problemas de saúde, como o câncer de mama em mulheres que já o tiveram ou que têm histórico familiar da doença. Isso ocorre porque os fitoestrógenos podem interagir com os receptores de estrogênio nas células mamárias, estimulando o crescimento celular e aumentando o risco de desenvolvimento de tumores.

Outra hipótese quanto ao consumo excessivo é o aumento das chances de se desenvolver doenças cardiovasculares, já que os fitoestrógenos são capazes de afetar os níveis de lipídios e colesterol no sangue.

Existe a preocupação, ainda, de que o consumo excessivo de soja e seus derivados leve à feminilização dos homens devido à presença dos fitoestrógenos. Por serem compostos químicos que se ligam aos receptores de estrogênio no corpo e imitam parcialmente os efeitos desse hormônio, acredita-se que em altas doses podem diminuir a produção de testosterona e prejudicar a qualidade do esperma, no entanto não há comprovação científica em relação a isso.

Uma revisão sistemática de estudos publicados em 2010 concluiu que o consumo de soja não afeta a saúde reprodutiva masculina e traz inúmeros benefícios quando é moderado, mas, apesar disso, há algumas evidências de que altas doses de isoflavonas (mais de 100 miligramas por dia) trazem certos malefícios. Por exemplo, um estudo em ratos mostrou uma redução significativa na produção de espermatozoides e outro estudo indicou a redução da produção de testosterona em homens.

Porém é importante dizer que os níveis de consumo de isoflavonas que levaram a esses efeitos são muito maiores do que os consumidos normalmente em uma dieta ocidental. A maioria das diretrizes nutricionais recomenda que os homens consumam cerca de uma a duas porções de soja por dia, o que é considerado um consumo moderado e não deve apresentar riscos à saúde reprodutiva masculina.

Como sempre, o importante é manter uma dieta equilibrada e variada e consultar um profissional de saúde antes de fazer mudanças significativas na alimentação.

PROTEÍNA DE SOJA

A soja é uma fonte vegetal popular de proteína para pessoas com alergia ao leite ou intolerância à lactose, além de vegetarianos e veganos, que podem ter dificuldade em obter proteínas suficientes em suas dietas por não consumirem carne e/ou produtos de origem animal. Ela é rica em nutrientes, incluindo proteínas, fibras, vitaminas e minerais. A proteína da soja é completa, o que significa que contém todos os aminoácidos essenciais necessários para o funcionamento adequado do corpo.

Ela é composta principalmente pelos seguintes aminoácidos: ácido aspártico, ácido glutâmico, arginina, leucina, lisina, fenilalanina, glicina, histidina, isoleucina, metionina, prolina, serina, treonina, tirosina e valina. A quantidade de cada aminoácido varia, dependendo do tipo de grão e do método de processamento utilizado. Em geral, a proteína da soja contém menos aminoácidos de cadeia ramificada

(BCAAs) do que a proteína do soro do leite. Os BCAAs (leucina, isoleucina e valina) são importantes para a síntese de proteínas musculares e são muito usados em suplementos para atletas e fisiculturistas.

A proteína do soro do leite, também conhecida como whey protein, é uma proteína completa de alta qualidade derivada do leite. É uma das fontes de proteína mais populares em suplementos alimentares devido à sua rápida absorção e ao alto teor de BCAAs. Ela contém os seguintes aminoácidos em quantidades significativas: ácido aspártico, ácido glutâmico, arginina, leucina, lisina, fenilalanina, glicina, histidina, isoleucina, metionina, prolina, serina, treonina, tirosina e valina.

Em comparação à proteína da soja, a do soro do leite contém mais leucina, mais isoleucina e mais valina, que são importantes para a recuperação muscular após exercícios físicos intensos. Além disso, a proteína do soro do leite é mais facilmente digerida do que a da soja, o que é benéfico para pessoas com problemas de digestão.

Contudo devemos lembrar que as duas proteínas têm seus benefícios e que a escolha entre elas depende das necessidades individuais de cada pessoa. Para vegetarianos e veganos, a proteína da soja é uma excelente fonte de proteína completa, enquanto a do soro do leite é uma opção popular para pessoas que procuram aumentar a ingestão de proteína e melhorar a recuperação muscular após exercícios físicos.

Alguns estudos científicos examinaram os efeitos do consumo de proteína de soja na saúde humana e sugerem que o consumo regular traz vários benefícios para a saúde, como a redução do risco de doenças cardiovasculares e de osteoporose.

Um estudo publicado em 2017, no periódico científico *Journal of Nutrition*, apontou a redução dos níveis de colesterol LDL (também conhecido como "colesterol ruim"), e outro, publicado em 2018, no periódico científico *Nutrients*, mostrou que a ingestão diária de proteína de soja ajuda a melhorar a densidade mineral óssea em mulheres na pós-menopausa.

No entanto alguns estudos sugerem que o consumo excessivo dessa proteína acaba interferindo na absorção de certos nutrientes, como ferro e zinco, assim como contribuir para problemas de tireoide em pessoas com deficiência de iodo.

Para sintetizar, a proteína de soja traz muitos benefícios para a saúde quando consumida com moderação e como parte de uma dieta equilibrada. Se você está preocupado com o consumo dessa proteína e sua relação com a saúde em geral, procure um médico ou um nutricionista para conversar especificamente sobre as suas necessidades.

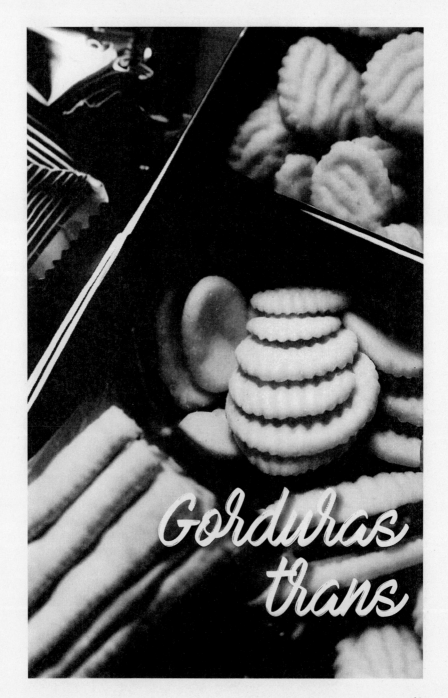

GENERALIDADES

As gorduras trans são um tipo de gordura presente em muitos alimentos processados e industrializados. Elas são formadas quando os óleos vegetais passam por um processo chamado hidrogenação, que transforma óleos líquidos em gorduras sólidas, como margarina e gordura vegetal.

Essas gorduras têm sido associadas ao aumento do risco de doenças cardiovasculares, diabetes e outras condições de saúde. Ao contrário das gorduras saturadas, que podem elevar o colesterol ruim (LDL) e o colesterol total, as gorduras trans reduzem o colesterol bom (HDL), tornando-as ainda mais perigosas para a saúde.

Apesar de serem consideradas menos saudáveis do que outros tipos de gorduras, elas são amplamente utilizadas na indústria alimentícia porque prolongam a vida útil dos alimentos e conferem textura e sabor agradáveis. Muitos alimentos processados, como bolachas, salgadinhos e produtos de padaria, contêm gorduras trans em quantidades significativas.

Os governos e organizações de saúde têm se esforçado para reduzir a quantidade de gorduras trans nos alimentos. Em muitos países, a rotulagem de alimentos é obrigatória, permitindo que os consumidores identifiquem sua presença em produtos alimentícios. Além disso, muitas empresas alimentícias têm se comprometido a eliminar ou reduzir tais gorduras em seus produtos.

Os consumidores também podem fazer escolhas alimentares mais saudáveis, optando por alimentos frescos e minimamente processados, evitando alimentos ricos em gorduras trans e outros ingredientes prejudiciais à saúde.

Os alimentos que apresentam gorduras trans em maior quantidade são os processados e industrializados. Isso inclui produtos de panificação, como bolachas, pães, bolos e tortas, além de salgadinhos, batatas fritas e alimentos congelados, como pizzas, lasanhas e nuggets.

Esses alimentos são produzidos com gorduras vegetais hidrogenadas, que contêm altas concentrações de gorduras trans. Essas gorduras são adicionadas para melhorar a textura, o sabor e a estabilidade dos alimentos, prolongando sua vida útil, mas em excesso acabam gerando uma série de problemas de saúde, como doenças cardiovasculares, diabetes, obesidade e outras doenças crônicas.

Além dos alimentos processados e industrializados, as gorduras trans também podem ser encontradas em produtos de origem animal, como carne, leite e manteiga, embora em quantidades menores. Isso ocorre porque esses alimentos contêm pequenas quantidades de gorduras saturadas, que são transformadas em gorduras trans durante o processo de cozimento.

Para reduzir a ingestão de gorduras trans deve-se dar preferência a alimentos frescos e minimamente processados, como frutas, verduras, legumes e grãos integrais. É importante também verificar o rótulo dos alimentos para identificar a presença de gorduras trans e evitar alimentos que contenham óleos hidrogenados.

Além disso, a melhor maneira de evitar o consumo de gorduras trans é preparar as refeições em casa, usando óleos vegetais saudáveis, como azeite de oliva, óleo de canola e óleo de girassol ao invés de gorduras hidrogenadas. Dessa forma, é possível manter uma dieta saudável e nutritiva sem comprometer a saúde com a ingestão excessiva desse tipo de gordura.

O Quadro 5 apresenta alguns exemplos de alimentos que contêm gorduras trans.

Quadro 5 – Alimentos em que são encontradas gorduras trans

Alimentos	Características
Margarina e manteiga de amendoim	Muitas margarinas contêm gorduras trans para torná-las mais sólidas e cremosas. Além disso, muitas marcas de manteiga de amendoim adicionam óleos hidrogenados para melhorar sua textura.
Fast foods	Na maioria das vezes, alimentos fritos, como batatas fritas, frango frito e hambúrgueres, contêm gorduras trans para prolongar sua vida útil e melhorar seu sabor e sua textura.
Produtos de panificação	Bolos, biscoitos, pães e outros produtos de panificação geralmente contêm gorduras trans para aumentar sua vida útil, melhorar sua textura e dar-lhes um sabor mais agradável.
Salgadinhos e alimentos embalados	Salgadinhos, bolachas, biscoitos e barras de cereais contêm gorduras trans como conservantes.
Alimentos congelados	Alimentos congelados, como pizzas, refeições prontas e nuggets de frango têm gorduras trans em sua composição para prolongar sua vida útil e melhorar sua textura.
Alimentos de origem animal	Carnes processadas e laticínios, como sorvetes, cremes e queijos processados, costumam ter gorduras trans, especialmente quando são feitos com óleos vegetais hidrogenados.

GORDURAS TRANS E DOENÇAS CRÔNICAS

O consumo excessivo de gorduras trans tem sido associado a diversas doenças crônicas em humanos. Um estudo publicado no *New England Journal of Medicine* analisou o efeito do consumo dessas gorduras na saúde cardiovascular de mulheres. Os resultados mostraram que as que consumiam mais gorduras trans apresentavam um risco 50% maior de desenvolver doenças cardiovasculares.

Outro estudo, publicado no *Journal of Nutrition*, mostrou que as gorduras trans também estão relacionadas à síndrome metabólica, um conjunto de fatores de risco para doenças cardiovasculares e diabetes tipo 2. O estudo analisou a dieta de mais de 3.000 adultos e encontrou uma ligação significativa entre o consumo de tais gorduras e o risco de desenvolver essa síndrome.

Uma revisão sistemática publicada na revista *Nutrients* analisou os estudos que investigaram a relação entre o consumo de gorduras trans e o risco de diabetes tipo 2, e os resultados indicaram a associação entre eles.

A relação entre gorduras trans e câncer também tem sido estudada. Uma pesquisa publicada no *American Journal of Clinical Nutrition* analisou o efeito desse tipo de gordura na incidência de câncer de próstata e a conclusão foi de que há uma relação entre o consumo dessas gorduras e um risco maior de se desenvolver esse câncer.

Diante dessas evidências, a Organização Mundial da Saúde (OMS) recomenda evitar o consumo de gorduras trans, encontradas em alimentos processados e fritos. A rotulagem de alimentos, que inclui a quantidade dessas gorduras nos produtos, ajudar os consumidores a tomarem decisões mais conscientes sobre suas escolhas alimentares. Optar por fontes mais saudáveis de gorduras, como azeite de oliva, óleo de coco, abacate e nozes, contribui para a prevenção de doenças crônicas.

ACROLEÍNAS

Durante o processo de fritura de óleo vegetal, ocorre a oxidação dos ácidos graxos insaturados presentes no óleo. Esse processo leva à formação de uma variedade de compostos, incluindo aldeídos, cetonas, ácidos carboxílicos e hidrocarbonetos. As acroleínas são um dos aldeídos mais comuns produzidos durante a fritura em óleo vegetal. Elas são formadas por meio de um processo chamado degradação oxidativa do glicerol, que é um dos componentes do óleo vegetal. Durante essa degradação, o glicerol decompõe-se em acroleínas, ácidos carboxílicos e outros compostos. Estes compostos são produzidos em quantidades significativas durante a fritura em altas temperaturas, especialmente se o óleo estiver sendo reutilizado. A produção desse composto é afetada pela temperatura do óleo, ou seja, quanto mais alta a temperatura, maiores os níveis de acroleínas.

A exposição a altos níveis de acroleínas pode ter efeitos adversos à saúde, como irritações ocular, nasal e pulmonar, além de estar associada a doenças respiratórias e cardiovasculares. Portanto é recomendado evitar a reutilização excessiva do óleo de cozinha, cozinhar em temperaturas mais baixas e utilizar óleos vegetais mais estáveis à oxidação, como o azeite de oliva ou o óleo de coco.

Um estudo de 2014, publicado na revista *Chemical Research in Toxicology*, descobriu que a exposição à acroleína causa danos ao DNA e aumenta o risco de desenvolvimento de câncer. Outro estudo, publicado na revista *PLOS ONE* em 2015, associou a exposição a esse composto à inflamação pulmonar, piorando os sintomas da asma.

Em 2017, uma pesquisa publicada na revista *Environmental Health Perspectives*, descobriu que a acroleína aumenta a possibilidade de desenvolvimento de doenças cardiovasculares, como aterosclerose e doença arterial coronariana. Outro estudo, de 2018, publicado na revista *Free Radical Biology and Medicine*, mostrou que a exposição a acroleína aumenta o risco de desenvolvimento de doenças neurodegenerativas, como a doença de Alzheimer e a doença de Parkinson. E um estudo de 2020, publicado na revista *Science of the Total Environment*, indicou que a exposição a tal composto pode ter efeitos prejudiciais ao sistema reprodutivo masculino, incluindo diminuição da produção de esperma e danos aos testículos.

Em resumo, o consumo excessivo de ácidos graxos trans tem sido associado a vários problemas de saúde, incluindo doenças cardiovasculares, diabetes, obesidade e inflamação crônica. Eles também contribuem na diminuição dos níveis de colesterol HDL, o chamado colesterol bom, e aumentar o LDL, o chamado colesterol ruim. Portanto é importante evitar alimentos ricos em ácidos graxos trans e optar por fontes mais saudáveis de gordura, como óleo de oliva, abacate e nozes.

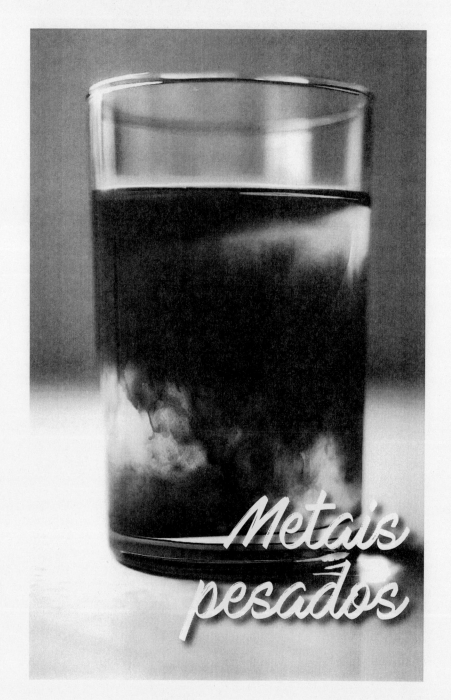

GENERALIDADES

Os metais pesados são elementos químicos que possuem uma densidade relativamente alta e um peso molecular elevado. Embora muitos desses metais sejam essenciais para a saúde em quantidades adequadas, em excesso tornam-se tóxicos e prejudicam o funcionamento do organismo humano. Infelizmente, a poluição por metais pesados é um problema grave em todo o mundo, especialmente em países com atividades industriais intensas e falta de regulamentação ambiental adequada.

A água e alguns alimentos são dois exemplos de meios de exposição humana a esses metais. O Quadro 6 apresenta os metais pesados mais comuns encontrados em água e alimentos.

Quadro 6 – Principais metais pesados encontrados em água e alimentos

Mineral	Descrição
Chumbo (Pb)	Este metal é encontrado em diversos produtos, como tintas, combustíveis e baterias, e pode contaminar a água potável, especialmente em edifícios com tubulações antigas. O chumbo também é encontrado em certos alimentos, como frutos do mar, sendo conhecido por causar danos neurológicos em crianças e adultos.
Mercúrio (Hg)	É encontrado em produtos eletrônicos, medicamentos, baterias e lâmpadas fluorescentes, sendo liberado na atmosfera pela queima de carvão e outros combustíveis fósseis. O mercúrio pode contaminar peixes e frutos do mar, sendo especialmente comum em espécies de peixes predadores, como o atum e o peixe-espada. A exposição ao mercúrio pode causar danos neurológicos, cardiovasculares e renais.
Cádmio (Cd)	Este metal é encontrado em fertilizantes, pesticidas, baterias e alguns alimentos, como grãos, nozes e vegetais folhosos. A exposição excessiva ao cádmio leva a danos nos rins, ossos e pulmões.

Arsênio (As)	Encontrado naturalmente em solos e rochas, também é liberado na atmosfera por meio da queima de combustíveis fósseis e da mineração. O arsênio pode contaminar a água potável, especialmente em regiões com poços rasos. A exposição ao arsênio pode causar câncer, danos neurológicos e problemas cardiovasculares.
Níquel (Ni)	Este metal pesado é encontrado em solos, minerais e em produtos como aço inoxidável e moedas. O níquel pode contaminar alimentos e a água potável, sendo que a exposição prolongada costuma levar a problemas respiratórios e dermatológicos.
Alumínio (Al)	O alumínio pode contaminar alimentos e água potável. Ele é um metal amplamente utilizado em vários setores industriais, como construção, embalagens de alimentos, medicamentos, produtos de beleza e muitos outros. No entanto a exposição excessiva ao alumínio é prejudicial à saúde humana e ao meio ambiente.

A contaminação por metais pesados é uma preocupação crescente de saúde pública, e é importante que medidas sejam tomadas para reduzir a exposição humana a esses contaminantes. Uma das principais maneiras de prevenir a contaminação é através da regulamentação e da fiscalização ambiental adequadas, bem como da escolha consciente de produtos e alimentos com baixo teor de metais pesados.

O CASO DO ALUMÍNIO

O alumínio é um problema na água potável, especialmente em regiões onde a água é ácida ou mole. Quando ácida, ela dissolve mais alumínio dos tubos e das peças do sistema de distribuição de água, o que eleva o nível desse elemento na água potável, afetando seu sabor, sua cor e sua turbidez.

Esse metal é adicionado em alguns alimentos e bebidas, como é o caso do fosfato de alumínio, utilizado como estabilizador de cor em queijos, cereais e produtos de panificação. Porém o consumo excessivo de alimentos e bebidas que contêm alumínio ou a exposição prolongada a esse elemento podem levar a problemas de saúde, como danos ao sistema nervoso central, doença de Alzheimer e outros problemas neurológicos.

Para minimizar os danos é importante tomar medidas para evitar o contato ou a exposição excessiva a esse metal. Isso inclui limitar o consumo de alimentos e bebidas que contêm alumínio, verificar a qualidade da água potável e, se necessário, filtrá-la. Além disso, as autoridades governamentais devem monitorar os níveis de alumínio em alimentos e na água potável e estabelecer regulamentações adequadas para garantir a segurança dos consumidores.

METAIS PESADOS NO CIGARRO

O fumo é um hábito prejudicial à saúde, que causa uma série de doenças, como câncer, doenças pulmonares e cardiovasculares, entre outras. Além dos malefícios já conhecidos, o fumo também é responsável por contaminação por metais pesados, substâncias tóxicas que causam danos graves ao organismo.

Os metais pesados presentes no cigarro incluem chumbo, cádmio, mercúrio e arsênio, entre outros. Esses metais são absorvidos pelas folhas do tabaco durante o cultivo e o processamento, sendo inalados pelos fumantes.

A contaminação por esses metais gera danos a vários órgãos do corpo humano, incluindo rins, fígado, pulmões e sistema nervoso. Eles causam irritação e inflamação e chegam a danificar as células, levando ao desenvolvimento de doenças graves.

O chumbo, por exemplo, pode causar danos ao sistema nervoso central, prejudicando a capacidade cognitiva e gerando problemas de comportamento. O cádmio, por sua vez, afeta os rins e aumenta o risco de osteoporose. O mercúrio também provoca problemas no sistema nervoso e o arsênio é um carcinógeno conhecido, capaz de causar diversos tipos de cânceres, principalmente o de pulmão.

Além dos malefícios à saúde, a contaminação por metais pesados provoca danos ao meio ambiente. O descarte inadequado de cigarros contamina o solo e a água, afetando a fauna e a flora.

Portanto é fundamental que sejam feitos esforços para reduzir o consumo de cigarros, bem como melhorar as práticas de cultivo e de processamento do tabaco para minimizar a contaminação por metais pesados. A conscientização sobre os malefícios do fumo e a importância de um ambiente saudável é essencial para garantir uma vida saudável e sustentável para todos.

METAIS PESADOS E DOENÇAS HUMANAS

A intoxicação por metais pesados é uma preocupação crescente na sociedade moderna, uma vez que a exposição a essas substâncias tóxicas pode levar ao desenvolvimento de muitas doenças, como distúrbios neurológicos e imunológicos, doenças cardiovasculares e renais e vários tipos de câncer. Esses metais são encontrados em muitas fontes, incluindo alimentos contaminados, água, ar poluído e produtos químicos.

O chumbo é um exemplo de metal pesado que tem efeitos graves no corpo humano, gerando distúrbios neurológicos, como déficit de atenção, perda de memória e redução da capacidade cognitiva, além de aumentar o risco de doenças cardiovasculares, incluindo hipertensão e doença coronariana.

O mercúrio também causa danos neurológicos, como problemas de coordenação, perda de memória e tremores e, assim como o chumbo, aumenta as chances de se desenvolver doenças cardiovasculares, além de provocar malefícios ao sistema renal.

A exposição ao cádmio, encontrado em muitas fontes, como alimentos contaminados e cigarros, gera problemas aos pulmões, fígado e rins, e aumenta o risco de câncer de pulmão e próstata. Já o arsênico pode levar ao desenvolvimento de câncer de pulmão, pele e bexiga, e problemas de pele e neuropatias.

Para reduzir o risco de intoxicação por metais pesados é importante evitar fontes conhecidas de contaminação, como alimentos contaminados e água poluída, além de minimizar a exposição a produtos químicos tóxicos sempre que possível. Se você suspeitar de intoxicação por metais pesados, procure atendimento médico imediatamente.

COMO MEDIR INTOXICAÇÃO POR METAIS PESADOS

Para avaliar a intoxicação por metais pesados é necessário realizar exames laboratoriais que detectam a presença dessas substâncias no organismo. Os principais métodos disponíveis incluem a análise de sangue, urina, cabelo e tecido biológico.

A análise do sangue é uma das principais formas utilizadas. Esse método é usado para medir a concentração de metais como chumbo, mercúrio e cádmio no sangue. É importante lembrar que a análise do sangue não é capaz de detectar a exposição crônica a esses metais, já que a concentração deles diminui rapidamente após a exposição.

A análise da urina também é uma forma comum de detectar a intoxicação por metais pesados. Essa técnica é usada para medir a concentração de metais como mercúrio, cádmio e arsênio na urina. É importante lembrar que essa análise é influenciada por fatores como hidratação do indivíduo e tempo desde a exposição ao metal.

A análise do cabelo é outra forma de detectar a intoxicação por metais pesados, como chumbo, mercúrio e cádmio. Esse modo é especialmente útil para detectar a exposição crônica a esses metais, já que o cabelo cresce lentamente e armazena metais por um longo período de tempo.

Já a análise de tecido biológico envolve o estudo de tecidos como fígado, rins ou músculos para medir a concentração de alguns metais, a exemplo de chumbo, mercúrio e cádmio. Essa técnica é especialmente útil para avaliar os efeitos em longo prazo da exposição.

Concluindo, a intoxicação por metais pesados tem efeitos graves na saúde humana e para detectar a sua presença no organismo é necessário realizar exames laboratoriais. Os principais métodos incluem o estudo de sangue, urina, cabelo e tecido biológico. Cada método tem suas vantagens e desvantagens e a escolha do mais adequado depende do tipo de metal e da duração da exposição.

COMO REDUZIR OS RISCOS DE CONTAMINAÇÃO POR METAIS PESADOS

A contaminação por metais pesados é um problema ambiental com sérias consequências para a saúde humana e para os ecossistemas em geral. Para reduzir os riscos de contaminação seguem algumas medidas que podem ser tomadas:

1. Evite o contato direto com metais pesados – Isso inclui inúmeros produtos, como tintas, solventes, baterias e produtos químicos em geral. Certifique-se de lavar bem as mãos após manuseá-los.

2. Consuma alimentos seguros – Verifique a procedência dos alimentos que você consome, dando preferência para os orgânicos e/ou os cultivados de forma sustentável. Evite os que vêm de solos contaminados ou que foram armazenados em recipientes que contêm esses metais.

3. Beba água segura – Certifique-se de que a água que você bebe é segura. Verifique a qualidade da água do seu fornecedor e evite beber água de fontes desconhecidas.

4. Utilize equipamentos de proteção adequados – Use máscaras, luvas, óculos etc. quando estiver trabalhando com metais pesados ou produtos químicos.

5. Descarte corretamente – Descarte produtos químicos e metais pesados de forma segura e adequada, seguindo as normas e regulamentos locais.

6. Monitore a poluição – Verifique regularmente a poluição por metais pesados em sua região e participe de ações para reduzi-la e para melhorar a qualidade do ar e da água.

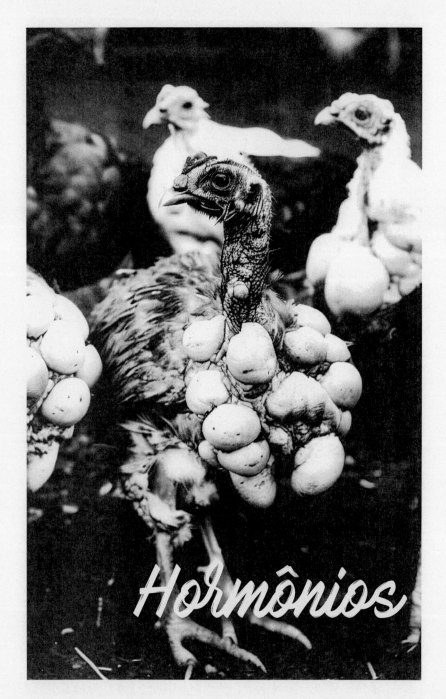

GENERALIDADES

A utilização de hormônios na alimentação animal é uma prática antiga e que tem sido cada vez mais utilizada desde o início do século XX. A ideia inicial era aumentar a produção de carne e leite dos animais para atender à crescente demanda da população mundial.

Os primeiros hormônios utilizados foram o estrogênio e a testosterona, que eram administrados em bovinos para acelerar o crescimento e melhorar a conversão alimentar. Nos anos 50 e 60, a utilização desses hormônios tornou-se mais comum, sendo que nos Estados Unidos o uso de estrogênio passou a ser uma prática muito utilizada na indústria da carne bovina.

No entanto, a partir dos anos 70, começaram a surgir preocupações em relação aos efeitos dos hormônios na saúde humana. Estudos indicaram que a exposição a altos níveis de hormônios está associada ao aumento do risco de câncer de mama e outros problemas de saúde. Em resposta a essas preocupações, foram estabelecidos limites máximos para a presença de hormônios na carne e nos produtos lácteos, de forma a garantir que o consumo desses alimentos não represente um risco.

Atualmente, a utilização de hormônios na alimentação animal é uma prática regulamentada e controlada em muitos países. Os produtores devem seguir as normas estabelecidas pelas autoridades sanitárias para garantir a segurança dos alimentos e a proteção da saúde humana.

Os hormônios mais comuns utilizados na alimentação animal são os esteroides sexuais, que incluem a testosterona, o estradiol, a progesterona e a zeranol. Esses hormônios são administrados em bovinos, suínos e ovinos para aumentar a produção de carne e melhorar a eficiência alimentar.

No caso dos bovinos, é mais comum na produção de carne de boi. O estradiol é o hormônio mais utilizado, sendo geralmente combinado com a progesterona ou com o acetato de trembolona. Essa combinação de hormônios é conhecida como "implante hormonal" e é administrada por meio de pequenos dispositivos que são inseridos sob a pele do animal.

Nos suínos, a utilização de hormônios é menos comum, mas às vezes acontece a fim de melhorar a eficiência alimentar e aumentar a produção de carne. O hormônio mais comum é a ractopamina, administrada na alimentação.

Já em aves, a utilização de hormônios é proibida em muitos países, incluindo o Brasil e os Estados Unidos. Isso ocorre porque as aves respondem pouco aos hormônios administrados e a prática não é considerada economicamente viável.

Um estudo publicado em 2018 na revista científica *Environmental Science and Pollution Research* analisou amostras de carne bovina, suína e de frango comercializadas em supermercados no Brasil. Os resultados indicaram que as carnes bovina e suína tinham níveis detectáveis de hormônios esteroides, como a testosterona e o estradiol. No entanto os níveis encontrados estavam dentro dos limites estabelecidos pelas autoridades sanitárias brasileiras.

Outro estudo de 2020, publicado na revista científica *Environmental Research*, analisou amostras de leite materno coletadas em três regiões dos Estados Unidos. Os resultados indicaram a presença de hormônios estrogênicos, como o estradiol e o estriol. Os pesquisadores sugeriram que esses hormônios deviam ter origem em alimentos de origem animal, como carne e leite.

Outra pesquisa, de 2021, publicada na revista científica *Chemosphere*, analisou amostras de leite e de carne de vacas leiteiras alimentadas com diferentes dietas na Argentina. Os resultados apontaram níveis detectáveis de hormônios esteroides, como a progesterona e o estradiol. Os estudiosos sugeriram que a utilização de hormônios na alimentação animal contribuía para a presença dessas substâncias nos alimentos.

Mais um estudo de 2021, publicado na revista científica *Science of the Total Environment*, analisou amostras de leite materno coletadas em duas regiões da Espanha. Os resultados também apontaram a presença de hormônios esteroides, como a testosterona e o estradiol, e novamente foi sugerido que isso se dava pela exposição a esses hormônios por meio da alimentação.

Como já foi dito, a presença de hormônios em alimentos de origem animal é motivo de preocupação, pois essas substâncias podem trazer riscos à saúde humana. Alguns dos possíveis riscos de uma alimentação contaminada com hormônios incluem:

1. Desenvolvimento de câncer: a exposição a hormônios estrogênicos, como o estradiol, aumenta o risco de desenvolvimento de câncer de mama, ovário e próstata.

2. Disfunção hormonal: os hormônios exógenos podem interferir no equilíbrio hormonal natural do corpo humano, levando a disfunções hormonais e possivelmente afetando o desenvolvimento sexual e reprodutivo.

3. Alergias alimentares: expor-se a hormônios aumenta as chances o risco de alergias alimentares, especialmente em crianças.

4. Resistência a antibióticos: alguns hormônios são administrados em animais juntamente a antibióticos, o que contribui para o desenvolvimento de resistência a esses medicamentos em humanos.

É importante ressaltar que os níveis de hormônios encontrados em alimentos de origem animal são geralmente baixos e dentro dos limites estabelecidos pelas autoridades sanitárias. No entanto ainda há incertezas sobre os efeitos em longo prazo da exposição a essas substâncias, especialmente em grupos vulneráveis, como crianças e mulheres grávidas. Por essa razão é recomendado limitar a exposição a hormônios na alimentação, seguindo as recomendações das autoridades e escolhendo alimentos de origem animal provenientes de fontes confiáveis e seguras.

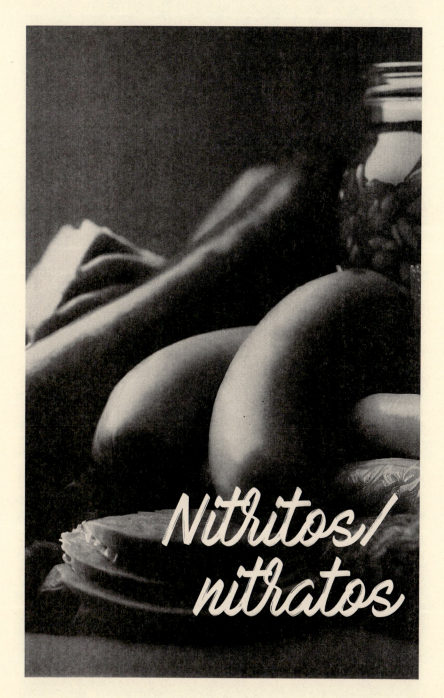

GENERALIDADES

Nitritos e nitratos são compostos químicos presentes em alimentos de origens vegetal e animal. Eles são muito utilizados como aditivos alimentares para preservar a cor e o sabor e prolongar a vida útil de carnes processadas, como bacon, salsichas e presuntos, e em produtos enlatados e defumados. Porém, altas concentrações desses compostos representam risco à saúde humana. Quando consumidos em excesso, eles podem converter-se em nitrosaminas, substâncias potencialmente cancerígenas.

Os efeitos da contaminação por nitrito ou nitrato variam de acordo com a dose e a frequência de exposição. Sintomas de intoxicação incluem dor abdominal, diarreia, vômitos e náuseas.

Para reduzir os riscos associados ao consumo desses elementos devem-se seguir as recomendações de consumo seguro e verificar a procedência e a qualidade dos alimentos consumidos. Além disso, é importante evitar a ingestão excessiva de carnes processadas e produtos com altos teores de aditivos alimentares.

O consumo em excesso está associado ao desenvolvimento de câncer, pois eles podem produzir as nitrosaminas, que são potencialmente cancerígenas, especialmente quando expostas a altas temperaturas, como no processo de cozimento ou defumação. As nitrosaminas danificam o DNA e causam mutações celulares, que levam ao desenvolvimento de tumores.

Além disso, às vezes há a formação de metemoglobina, uma forma anormal de hemoglobina, proteína responsável pelo transporte de oxigênio no sangue. A metemoglobina reduz a capacidade do sangue de transportar oxigênio, o que causa fadiga, falta de ar e cianose (pele azulada).

Também há evidências de que, em excesso, o nitrito e o nitrato contribuem para o desenvolvimento de doenças cardiovasculares, como a hipertensão arterial, e diabetes, pois afetam a função endotelial e reduzem a produção de óxido nítrico, um composto importante para a dilatação dos vasos sanguíneos e a regulação da pressão arterial.

Por isso é importante seguir as recomendações de consumo seguro, evitando ingerir carnes processadas e produtos com altos teores de aditivos alimentares em excesso. Além disso, é importante manter uma dieta saudável e equilibrada, rica em alimentos frescos e/ou minimamente processados.

Como já foi dito, os nitritos e nitratos estão presentes em alimentos de origens vegetal e animal. O Quadro 7 apresenta exemplos de alimentos que os contêm.

Quadro 7 – Alimentos que apresentam níveis elevados de nitrito e nitratos

Alimentos	Exemplos
Carnes processadas	Salsichas, bacon, presunto, salame, linguiça, entre outros.
Produtos enlatados	Atum, salmão, carne, entre outros.
Legumes e verduras	Espinafre, rúcula, agrião, beterraba, cenoura, entre outros.
Água potável	Em algumas regiões, a água potável contém níveis elevados de nitratos.

Os nitritos e nitratos podem estar presentes, por exemplo, em leites e queijos devido à utilização de fertilizantes nitrogenados na produção de alimentos para animais.

É importante destacar que eles também são produzidos naturalmente pelo organismo humano, mas em quantidades muito menores do que as encontradas em alimentos processados e industrializados.

Nos últimos anos, diversas pesquisas têm demonstrado a relação entre o consumo desses dois compostos em alimentos processados e o aumento do risco de desenvolvimento de doenças crônicas.

Um estudo, publicado em 2019 no *Journal of Agricultural and Food Chemistry*, mostrou que o consumo de carne processada está ligado a um risco maior de desenvolvimento de doenças cardiovasculares. Nesse estudo, os pesquisadores observaram que esses compostos podem danificar as células endoteliais que revestem as paredes dos vasos sanguíneos, levando a um aumento da inflamação e da formação de placas de aterosclerose.

Outro trabalho, publicado em 2020 no *European Journal of Epidemiology*, analisou a relação entre o consumo de carne vermelha processada e o risco de desenvolvimento de câncer colorretal. Os estudiosos descobriram que o consumo frequente de carnes processadas está associado a um aumento significativo no risco de se desenvolver esse câncer.

Além disso, uma revisão sistemática publicada em 2021 no *British Journal of Nutrition* analisou 32 estudos sobre a relação entre o consumo de nitritos e nitratos em alimentos e o risco de desenvolvimento de doenças crônicas. A conclusão foi que, como já apontado pelos ensaios analisados, o consumo em excesso aumenta o risco das doenças mencionadas.

Essas pesquisas destacam a importância de se reduzir o consumo de alimentos processados, especialmente carnes processadas, que contêm altos níveis de nitritos e nitratos. O ideal é optar por uma dieta rica em alimentos frescos, como frutas, verduras, legumes e carnes frescas, pois isso ajuda a reduzir o risco de desenvolvimento de doenças crônicas e promove uma vida mais saudável.

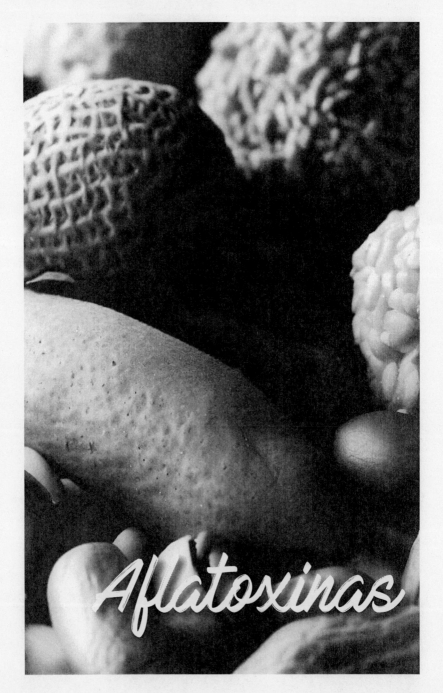

GENERALIDADES

As aflatoxinas são substâncias tóxicas produzidas por fungos do gênero *Aspergillus,* que podem contaminar diversos alimentos durante os processos de cultivo, colheita, armazenamento e processamento. Alguns dos alimentos mais comumente associados à contaminação por aflatoxinas incluem:

1. Amendoim: um dos alimentos mais suscetíveis à contaminação por aflatoxinas, especialmente quando armazenado em condições inadequadas, como alta umidade e temperatura.

2. Milho: outro alimento passível de contaminação, sobretudo em regiões com clima quente e úmido.

3. Castanhas e nozes: essas oleaginosas também são vulneráveis à contaminação, em especial se armazenadas por longos períodos em condições não adequadas.

4. Especiarias: especiarias como pimenta-do-reino, cúrcuma e páprica podem ser contaminadas por aflatoxinas durante o processo de secagem e armazenamento.

5. Grãos: determinados grãos, como arroz, trigo e cevada, podem sofrer contaminação, principalmente quando armazenados em condições não apropriadas.

A exposição a aflatoxinas representa um risco à saúde humana quando consumidas em grandes quantidades ou por períodos prolongados. Por isso é importante seguir as recomendações das autoridades sanitárias em relação ao consumo e tomar medidas para garantir a segurança alimentar, como armazenar os alimentos adequadamente e escolher fornecedores confiáveis. A detecção precoce da contaminação por aflatoxinas é fundamental para evitar a exposição a essas substâncias e proteger a saúde pública

PRINCIPAIS AFLATOXINAS

Existem vários tipos de aflatoxinas, mas as que mais causam contaminação são as apresentadas no Quadro 7.

Quadro 7 – Principais aflatoxinas que contaminam alimentos

Aflatoxinas	Características
Aflatoxina B1	É a mais comum e a mais tóxica das aflatoxinas e pode causar câncer de fígado e outras doenças hepáticas em humanos e animais.
Aflatoxina B2	Apesar de ser menos tóxica do que a AFB1, também é um composto carcinogênico que causa danos ao fígado.
Aflatoxina G1	É produzida em menor quantidade que a B1, mas também é tóxica, principalmente ao fígado.
Aflatoxina G2	Mesmo sendo menos tóxica do que a G1, também apresenta riscos à saúde humana.
Aflatoxina M1	Encontrada na urina, é derivada da alfatoxina B1, produzida pelo fungo *Aspergillus flavus*.

AFLATOXICOSES

As aflatoxicoses são um grupo de doenças causadas pela contaminação por aflatoxinas. Os sintomas variam de acordo com o grau de exposição e incluem desde náuseas, vômitos e diarreia até sintomas mais graves, como insuficiência hepática aguda, icterícia e sangramento gastrointestinal. A exposição crônica a aflatoxinas também é associada a um maior risco de desenvolvimento de câncer de fígado.

As aflatoxicoses são um problema de saúde pública em muitos países em desenvolvimento, onde as condições de armazenamento de alimentos frequentemente são precárias.

Mas a contaminação por aflatoxinas também ocorre em países desenvolvidos, sobretudo em alimentos importados de países com baixos padrões de segurança alimentar.

A prevenção a essas micotoxinas envolve medidas como o armazenamento adequado, a seleção de fornecedores confiáveis e a realização de testes de detecção de aflatoxinas. Também é importante seguir as orientações das autoridades sanitárias em relação ao consumo de alimentos contaminados e evitar o seu desperdício.

Em resumo, as aflatoxicoses são doenças causadas pela exposição a aflatoxinas, substâncias produzidas por fungos encontrados em alimentos contaminados. A prevenção da doença envolve o armazenamento apropriado e a realização de testes de detecção de aflatoxinas. A conscientização sobre os riscos da contaminação é fundamental para garantir a segurança alimentar e proteger a saúde pública.

RELAÇÃO DAS AFLATOXICOSES COM OUTRAS DOENÇAS HUMANAS

Além dos efeitos diretos das aflatoxicoses, há evidências de que a exposição a aflatoxinas aumenta o risco de outras doenças em seres humanos. Alguns estudos mostraram que as aflatoxinas elevam o risco de câncer de fígado, que é uma das principais causas de morte por câncer em todo o mundo. A aflatoxina B1, em particular, é considerada um carcinógeno humano e pode levar à formação de tumores hepáticos.

Também há evidências de que as aflatoxinas afetam o sistema imunológico e aumentam a suscetibilidade a outras doenças infecciosas, como a tuberculose e a infecção pelo vírus da imunodeficiência humana (HIV).

A prevenção à exposição é fundamental para proteger a saúde pública e reduzir o risco de doenças relacionadas a essas substâncias. Medidas preventivas incluem o armazenamento adequado e o monitoramento da qualidade dos alimentos, e a adoção de boas práticas agrícolas para minimizar a contaminação durante o cultivo e a colheita. Além disso, a detecção precoce é essencial para garantir a segurança alimentar e prevenir a exposição a essas substâncias tóxicas.

Vários estudos têm investigado os níveis de aflatoxinas em alimentos e sua relação com doenças humanas. Aqui estão alguns exemplos recentes:

1. Um estudo, publicado em 2020 na revista *Food Control*, investigou a presença de aflatoxinas em alimentos consumidos por crianças na Nigéria. Os pesquisadores descobriram que os alimentos à base de amendoim eram a principal fonte de contaminação, que foi associada a uma diminuição da função hepática em crianças.

2. Outro estudo, publicado em 2019 na revista *Environmental Research*, analisou os níveis dessas micotoxinas no sangue de mulheres grávidas na Tanzânia. Esse ensaio apontou que as mulheres com níveis mais altos tinham uma probabilidade maior de ter um parto prematuro ou de dar à luz um bebê com baixo peso.

3. Uma pesquisa, publicada em 2018 na revista *Food and Chemical Toxicology*, investigou os níveis dessas substâncias em alimentos consumidos por adultos em Bangladesh e apontou que a exposição a aflatoxinas estava relacionada a um risco aumentado de doença hepática crônica.

4. Um trabalho, publicado em 2017 na revista *Environmental Health Perspectives,* analisou os níveis de aflatoxinas no sangue de indivíduos que viviam em áreas rurais do Gana. Os pesquisadores chegaram à conclusão de que essas micotoxinas estavam ligadas a um risco maior de infecções respiratórias agudas em crianças.

Esses estudos e outros mostram que a exposição as aflatoxinas representam um risco significativo para a saúde humana, especialmente em populações que consomem alimentos com níveis elevados dessas substâncias tóxicas. É importante que as autoridades sanitárias e os produtores de alimentos adotem medidas para reduzir a contaminação e garantir a segurança alimentar.

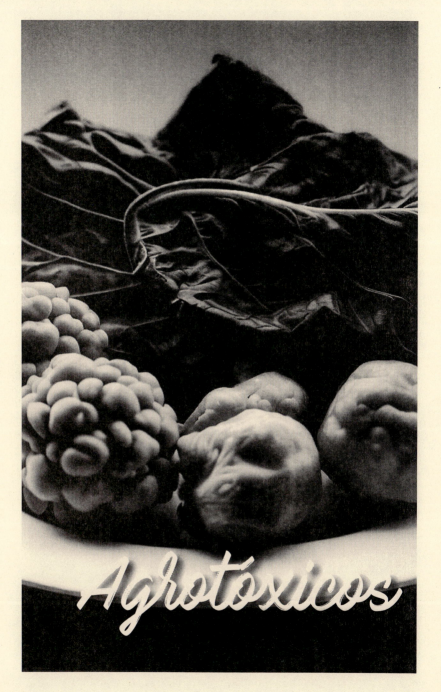

GENERALIDADES

Os agrotóxicos são encontrados em alimentos como frutas, legumes, cereais, carnes e laticínios. A exposição a essas substâncias ocorre pela ingestão de alimentos contaminados, contato direto com produtos químicos durante o manuseio ou inalação de poeira de agrotóxicos aplicados durante o cultivo.

O uso desses produtos, também conhecidos como pesticidas, herbicidas ou inseticidas, tem uma longa história que remonta há milhares de anos. Na antiguidade, os agricultores usavam produtos naturais como cinzas, enxofre e plantas repelentes para proteger suas culturas de pragas e doenças.

No entanto, no século XIX surgiram os primeiros pesticidas sintéticos. Em 1867, o químico suíço Jean-Pierre Mégnin descobriu as propriedades inseticidas do piretro, um composto encontrado nas flores da espécie *Tanacetum cinerariifolium*. Nos anos seguintes, outros pesticidas sintéticos foram desenvolvidos, incluindo o ácido sulfúrico (utilizado como inseticida e fungicida) e o ácido carbólico (usado como herbicida).

Na década de 1940, o uso de pesticidas sintéticos intensificou-se com a introdução do DDT (dicloro-difenil-tricloroetano), um potente inseticida que se tornou amplamente utilizado na agricultura e no controle de doenças transmitidas por mosquitos, como a malária. O DDT foi considerado um sucesso no controle de pragas, mas logo descobriram que ele era tóxico para animais e humanos, além de se acumular no meio ambiente.

Na década de 1960, a conscientização sobre os efeitos negativos desses produtos começou a crescer, impulsionada por pesquisas que relacionavam essas substâncias a problemas de saúde e danos ao meio ambiente. Em 1962, a publicação do livro *Primavera silenciosa*, da bióloga Rachel Carson, trouxe a questão dos efeitos dos pesticidas para a atenção do público em geral e ajudou a desencadear o movimento ambientalista.

Nos anos seguintes foram desenvolvidas novas classes de pesticidas com menor toxicidade e menor impacto ambiental, como os inseticidas à base de *Bacillus thuringiensis* e os herbicidas à base de glifosato. Mas mesmo esses produtos mais modernos não estão isentos de causar danos à saúde e ao meio ambiente.

Atualmente, os agrotóxicos são bastante utilizados em todo o mundo para proteger as culturas de pragas e doenças, mas muitos especialistas alertam para a necessidade de reduzir o uso dessas substâncias e encontrar alternativas mais seguras e sustentáveis para a agricultura.

PRINCIPAIS TIPOS DE AGROTÓXICOS USADOS NA AGRICULTURA

Existem muitos tipos de agrotóxicos utilizados na agricultura atualmente, cada um com uma finalidade específica, como controle de pragas, doenças e ervas daninhas. Entre os principais tipos estão:

1. Inseticidas: utilizados para controlar insetos e outros artrópodes que atacam as plantas, causando danos e prejuízos econômicos. Exemplos comuns de inseticidas incluem: clorpirifós, malation, diazinon, entre outros.

2. Fungicidas: são usados para prevenir ou tratar infecções fúngicas nas plantas. Eles ajudam a prevenir a propagação de doenças que danificam as plantações e reduzem a produtividade. Exemplos comuns: mancozebe, azoxistrobina e tebuconazol.

3. Herbicidas: utilizados para matar ou controlar o crescimento de plantas daninhas, que competem com as culturas agrícolas por nutrientes e água. Como exemplos comuns temos: glifosato, atrazina e 2,4-D.

4. Reguladores de crescimento: ajudam a controlar o crescimento das plantas, tornando-as mais produtivas ou alterando seu ciclo de vida. Exemplos comuns desses reguladores são: ácido giberélico e hormônios vegetais sintéticos.

5. Nematicidas: auxiliam no controle de nematoides, pequenos vermes que vivem no solo e danificam as raízes das plantas. Como exemplos temos: aldicarbe, carbofurano e fenamifós.

Embora esses agrotóxicos sejam úteis na proteção das culturas agrícolas, eles têm efeitos negativos no meio ambiente e a saúde humana, especialmente quando usados em excesso ou de forma inadequada. Por isso é importante que os agricultores e os órgãos reguladores trabalhem em conjunto para garantir o uso responsável e seguro desses produtos.

QUAIS ALIMENTOS SÃO MAIS SUCEPTÍVEIS À CONTAMINAÇÃO POR AGROTÓXICOS?

Embora os agrotóxicos sejam considerados seguros quando usados adequadamente, a exposição em longo prazo a essas substâncias pode ter efeitos negativos na saúde humana e no meio ambiente.

Alguns alimentos são mais suscetíveis à contaminação, especialmente aqueles que têm maior incidência de pragas ou doenças. O Quadro 8 apresenta os principais alimentos mais sujeitos à contaminação por agrotóxicos.

Quadro 8 – Alimentos mais facilmente contamináveis por agrotóxicos

Alimentos	Exemplos
Frutas	Maçãs, morangos, uvas, pêssegos e peras são algumas das frutas mais suscetíveis à contaminação por agrotóxicos. Essas frutas são frequentemente pulverizadas com pesticidas para protegê-las contra pragas e doenças.
Vegetais folhosos	Alface, espinafre, couve, rúcula e outras folhas verdes são regularmente tratados com pesticidas para proteção contra insetos e doenças fúngicas.
Tomates	Os tomates são vulneráveis à contaminação por pesticidas por serem bastante pulverizados com esses produtos para prevenir pragas e doenças.
Batatas	As batatas são frequentemente tratadas com pesticidas para prevenção contra pragas e doenças fúngicas, e muitas vezes são cultivadas em solos contaminados.
Grãos	Cereais como trigo, arroz e milho podem ser tratados com pesticidas para prevenir danos causados por pragas e doenças fúngicas.

Os alimentos importados também costumam estar contaminados por agrotóxicos por terem sido cultivados em países que permitem o uso de pesticidas não autorizados em outros lugares.

É importante lavar bem os alimentos antes de consumi-los e escolher alimentos orgânicos sempre que possível. A escolha por alimentos orgânicos reduz significativamente a exposição a produtos químicos prejudiciais à saúde.

AGROTÓXICOS E DOENÇAS HUMANAS

Estudos recentes têm demonstrado que muitos alimentos que consumimos diariamente contêm resíduos de agrotóxicos, ainda que em níveis considerados seguros. A presença desses produtos nos alimentos é motivo de preocupação devido aos efeitos negativos na saúde humana.

Um estudo realizado pelo Instituto Brasileiro de Defesa do Consumidor (Idec) analisou amostras de frutas, verduras e legumes de diferentes regiões do Brasil e identificou a presença de resíduos de agrotóxicos em todos os alimentos avaliados, sendo o tomate, o pimentão e o morango os com maior incidência.

Outro trabalho, realizado pela Universidade Federal do Paraná (UFPR), avaliou amostras de leite materno de mulheres residentes em áreas rurais do Paraná e encontrou resíduos de agrotóxicos em todas elas. Os agrotóxicos mais encontrados foram o glifosato e o endossulfan.

Uma pesquisa realizada pelo Programa de Análise de Resíduos de Agrotóxicos em Alimentos, da Agência Nacional de Vigilância Sanitária (Anvisa), analisou amostras de alimentos em todo o Brasil e identificou a presença de agrotóxicos em mais de 60% delas. Os alimentos com maior incidência de resíduos foram pimentão, uva, cenoura, pepino e abacaxi.

Um estudo internacional realizado pelo Greenpeace examinou amostras de arroz e arroz integral vendidos em vários países, incluindo o Brasil, e encontrou traços de agrotóxicos em todas elas. Os mais encontrados foram o glifosato e o paraquate.

Esses estudos mostram que a presença de agrotóxicos em alimentos é um problema global e que as autoridades precisam tomar medidas para reduzir a exposição a essas substâncias. É importante que os consumidores estejam cientes dos riscos e adotem medidas de segurança, como lavar bem os alimentos antes de consumi-los e escolher alimentos orgânicos quando for possível.

O consumo de alimentos contaminados por agrotóxicos tem sido associado a uma série de doenças humanas. Projetados para matar ou afugentar pragas, ervas daninhas e outros organismos que afetam as plantações, essas substâncias, mesmo em doses baixas, acabam afetando também a saúde dos consumidores.

Estudos têm associado a exposição a agrotóxicos a uma série de doenças, incluindo câncer, problemas neurológicos, distúrbios hormonais, doenças respiratórias e problemas de desenvolvimento infantil. Em longo prazo, a exposição pode levar a problemas crônicos, como insuficiências renal e hepática.

Alguns desses produtos são considerados mais perigosos do que outros. Por exemplo, o glifosato, um dos agrotóxicos mais utilizados no mundo, foi classificado como provável cancerígeno para humanos pela Agência Internacional de Pesquisa sobre o Câncer (Iarc). Outros, como o clorpirifós e o diclorvós, foram relacionados a problemas neurológicos em crianças.

A falta de regulamentação e de fiscalização adequadas quanto ao uso dessas substâncias é uma preocupação crescente em todo o mundo. Em muitos países, os limites de resíduos de agrotóxicos em alimentos são estabelecidos com base na quantidade que pode ser detectada pelos métodos de análise disponíveis, sendo baseados em avaliações de risco à saúde humana.

Em um tópico muito discutido atualmente, alguns estudos sugerem uma possível relação entre a exposição a agrotóxicos e o risco de autismo, mas essa evidência ainda é limitada e controversa. Uma revisão sistemática publicada em 2018 avaliou os trabalhos disponíveis sobre a relação entre a exposição a agrotóxicos e a existência de transtornos do espectro autista (TEA). Dos 13 estudos incluídos na análise, sete encontraram uma associação positiva entre a exposição e a incidência de TEA, enquanto seis não encontraram uma relação significativa.

Uma pesquisa publicada em 2019 analisou a exposição por agrotóxicos de mulheres grávidas e o risco de TEA em seus filhos, e encontrou uma associação significativa entre eles. No entanto é relevante dizer que a maioria dos estudos nessa área é baseada em dados retrospectivos, o que limita a confiabilidade dos resultados. Além disso, há muitos fatores que influenciam os resultados, como a idade materna, o status socioeconômico, a dieta e condições ambientais.

Ainda não está exatamente claro como a exposição a esses produtos químicos influencia no risco de autismo. Alguns pesquisadores sugerem que os agrotóxicos podem afetar o desenvolvimento do cérebro fetal, enquanto outros apontam para os efeitos causados no sistema imunológico e para inflamações como possíveis mecanismos.

Embora existam algumas evidências de uma possível associação entre eles, mais pesquisas são necessárias para entender melhor essa relação e identificar os mecanismos envolvidos. Até então, o ideal é limitar o contato com agrotóxicos sempre que possível, seguindo as diretrizes de segurança alimentar e evitando exposição ocupacional e ambiental desnecessária.

Para reduzir o risco de contaminação pela alimentação, recomenda-se optar por alimentos orgânicos e/ou aqueles cultivados localmente, lavar bem frutas e legumes antes de consumi-los e verificar a origem dos alimentos antes de comprá-los. As autoridades de saúde pública também devem ser incentivadas a adotar regulamentações mais rigorosas e medidas de fiscalização para garantir a segurança e proteger a população.

Considerações finais

Com o avanço da tecnologia e, consequentemente, das indústrias de alimentos, da agricultura e da pecuária, os alimentos estão ficando mais acessíveis a um número cada vez maior de pessoas em todo mundo.

Apesar de, na maioria das vezes, a tecnologia ser benéfica no sentido de melhorar os processos de fabricação e conservação dos alimentos, há muitos casos de empobrecimento dos produtos em relação aos nutrientes essenciais para a saúde e quase sempre um excesso de substâncias não benéficas em sua composição.

Aliado a isso, há o estilo de vida moderno, no qual pouco valor é dado a hábitos mais saudáveis e opta-se frequentemente pela comodidade dos *fast foods*, levando ao consumo de alimentos ultraprocessados, que tantos malefícios trazem à saúde.

Atualmente, um grande número de pessoas desenvolveu variados tipos de alergias alimentares, por exemplo, a corantes, ao leite e ao glúten, entre outros. Isso também contribui para o adoecimento da nossa sociedade, mas, ao mesmo tempo, vem fazendo as pessoas se preocuparem cada vez mais com hábitos alimentares mais saudáveis. Recentemente, com o advento da pandemia da Covid-19, muitas pessoas perceberam a importância de uma boa alimentação para, entre outras coisas, garantir uma boa imunidade.

Além disso, são vários os movimentos no mundo para a produção de alimentos mais limpos, como os orgânicos, livres de agrotóxicos, os veganos e aqueles produzidos com baixos impactos ambientais. Infelizmente, o acesso à maioria desses alimentos ainda é bastante restrito a uma parcela pequena da população, pela baixa produção e, consequentemente, seus preços mais elevados.

    É muito importante ter consciência e iniciativa para buscar cada vez mais conhecer a origem do que estamos comendo, regrar a quantidade e observar a qualidade dos alimentos ingeridos no nosso dia a dia. Só assim podemos fazer do alimento não um veneno para o nosso corpo, mas um aliado à nossa saúde.